文成天縱

中醫古籍稀見稿抄本輯刊

ZHONGYI GUJI XIJIAN GAO-CHAOBEN JIKAN

李鴻濤 主編

47

廣西師范大學出版社
GUANGXI NORMAL UNIVERSITY PRESS
·桂林·

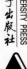

第四十七册目録

紫來堂方案不分卷

〔清〕沈安伯著

清光緒抄本

紫來堂方案不分卷

本書爲中醫醫案著作。沈安伯，蘇州吴門醫家，名燾，字安伯，號平舟，清嘉、道間人，其家世醫，祖父沈心伯，乾隆間醫名甚著。安伯幼承家學，後又從師於名醫尤在涇，尤氏從馬元儀學，而馬元儀師李中梓，名醫薪火相傳。本書爲沈安伯先生臨診脉案。書中收録了中風、類中、痿痹、失血咳嗆、痰飲喘哮、咳喘、淋濁尿血、遺精滑精、疝氣、交腸、痔血腸紅、脱肛、自汗盗汗、百合三消、癮疹、怔忡、痙厥瘈瘲、内傷頭痛、牙衄牙宣牙痛、鼻衄鼻淵、目、耳、肩臂痛、腹痛、腰痛、經帶、倒經、崩漏、胎前、産後、褥勞疰夏、疳積、慢驚等門，彙集百餘醫案，脉案簡略，直言病機預後，并處方藥。

紫来堂方案

紫来堂方案

沈安伯太夫子著

中風　類中

張　脾之絡挾舌本濕痰阻之舌強言蹇內風襲絡
脾脈不利此係中厥之根理之殊非易也

南星七分　竹瀝　全蠍三只

六君加　附子五分　姜汁

復　仍從前法加減

中風

陸君加熟地酒炒 南星 附子 全蝎

黨參 於朮 橘 附子 全虫

痰

熟地 云苓 半 酒炒 姜汁

方

操勞過度內風襲絡酒濕傷中濕聚成痰

致口目歪右偏舌強言語不利望六之年類中已現

若不善勞靜養恐更難於斷根也

首烏 天麻 苓 橘絡 半夏 鈎勾

冬朮 竹茹 芍 蒺藜 丹皮

计花甲之年肝肾先虧平素嗜酒痰湿内阻左腿引膝痠麻漸延屈伸不利乃屬數年之崩理之非易

首烏　牛膝　半夏　歸身　赤芍

於术　木瓜　陳皮　石斛

曹　左肢麻木拘攣不榮花甲以外之年法當養血驅風

桂枝　阿膠　薑黄　歸身　米仁

生地　桑椹子　杞子　芍　玉衣

陳　中虚飲蓄風陽内動上逆而為頭痛嘔噁氣滯而

中風

為肢足麻痺，防成類中。

半夏　白朮　白芍　鈎〻　细茶芽

天麻　茯苓　丹皮　竹茹

潘　夏令初交，左肢麻痺，脈來弦動，肝風內動也。亟當養榮肝[illegible]，毋使激成偏廢。尤宜戒思慮，節飲食為要。

首烏　茯苓　歸　半夏　料豆　桑枝

杞子　鈎〻　芍　陳皮　橘絡

張　左屢遂麻，風疹屢發，病經三載，尚未除根。擬養

血枯風化痰理气一法緩調治

首烏　桑枝　生地　荊　半夏　夕利

羚角　天麻　當歸　防　陳皮

郭　神識呆鈍右肢不遂舌白苔膩語言難捷此屬痰濁

熱中經絡殊難速効

桂枝　云苓　甘草　半夏　遠志　接服再造丸

白术　陳皮　桑枝　竹瀝

懷　照前方去桑枝　竹瀝　加米仁　首烏　蚕沙　遠志

中風

三痿 洋參 杞子 虎骨 夕利 蒺藜 桑枝 遠志
首烏 兔絲 霞曲 狗脊 虎札 茯苓 竹瀝
四診 心營不足，瘦火上升，夜則少寐，亦不能快眠，適然寧十
味溫肥潤
人參 生地 遠志 棗仁 陳皮 生牡 甘瀾水煎
神 秫米 半夏 枳殼 竹茹
何右 氣營兩虧，肝氣肆擾，瘦隨流絡，肢節痹痛，起經
載已經，交夏及其暈跌，於中之崩也。年逾花甲，未可泛視

參茯神 橘絡 澤瀉 木瓜
桑枝 芍 牛膝 加皮
另服指迷茯丸 柚絡湯送下

王
風消起見襲絡而為口歪牽喎此屬類中之根宗
經旨風淫於內治以甘寒一法

玉竹 元地 洋參 天麦冬 芍 薇霜
石斛 女珍 石決 牡 竹瀝 蔗汁 石榴汁

紫
三[illegible]年餘氣虛並弱內風暗動指麻言謇偏
枯類中之兆也當茲春令陽失潛藏誠宜加慎調養

中風

白芍　熟地　五味　附　蒺藜　菖蒲　山萸

麥冬　遠志　桂　巴戟　茯苓　石斛

右風中肺絡肢體[illegible]痹女人偏手右部內[illegible]失[illegible]所致（分須調理以宜方可全愈）

蒼朮　防風　桂支　鄭　加皮　杏仁　羌活　晚蠶沙

瞿　右風中脈絡偏右麻痹病經半載養血祛風活絡

首烏　桑枝　米仁　生地　加皮　靈仙　牛膝　木瓜　歸身

周　形偉氣虛痰濕內盛數中二年神情恍惚偏痱在手

太鄒後背和解運脾益神消而宣經絡為法

党參 首烏 神 半夏 蒺 竹瀝
霞曲 於术 遠志 陈皮 芍 桑枝

張 肝腎兩虧，風陽不潛，為眩暈。暈有年，小心數中。
熟地 石決 阿膠 洋參 神 芍 狗脊 夕利

陸 胃氣不和則舌能知味，風中陽明而為口目歪斜，舌上為能辨味，大便燥實，小溲赤短，風淫於內，甘寒滋養似不離乎陽明立法。
西洋 鮮地 玉竹 麥冬 鮮斛 竹 蚕卅 夕利 梨膏

中風

亢

不寐之因由於肝陰不足虛風挾痰火上擾所致年逾五旬巔頂痛頻發極宜調養否則恐有類中厥仆變幻慎之

牢複　石決　遠志　神　鈎鈎　炙草

首烏　竹茹　雲苓　芍　陳皮

擾

杞菊地黃丸　六君子丸

陳右　肝陰內虧虛風襲絡肩臂痹痛上擾作眩恐類中偏廢之虞

首烏　生地　石決　鈎鈎　夕利　狗脊　神　霍斛　桑枝

沈 虛風內動嘈雜如飢形旋耳鳴兩目眩眩暈已數中

仆仆跌之患

西洋參 石決 杞子 玉衣 沙苑

首烏 白芍 茯神 丹皮 菊炭

復[illegible]復 石決 杞子 神 甘菊

天生朮 首烏 白芍 丹皮 南查

慕 口苦無味納穀減半腿膝痠軟形羸肉削病起半載

乃脾胃虛則陽明脈絡乏力運化久之恐成痿躄之漸

中風

參須　麥冬　山藥　木瓜　陳皮　炙草
於朮　菟絲　炙草　烏梅　茯苓　紅棗

脈肝之絡系舌本痰涎阻之語言不利老年中風之根
於朮　竹瀝　橘半　炙草　石決　鈎勾

復診後竹瀝　半夏　炙草　鈎鈎　冬朮
首烏　桑枝　陳皮　丹皮　石決　蓮子

連年近古稀數中偏左語言不利行步歪斜防有
仆跌之虞

熟地 石斛 萸肉 肉桂 麥冬
附子 遠志 茯神 巴戟 五味

淩
黨參 炙芪 茯神 歸身
於朮 炙草 棗仁 遠志

朱
指尖麻痺類中之根老年擬養血祛風
桑葉 首烏 夕利 萆參 當歸
天麻 於朮 神 丹皮 白芍

茹
氣虛痰溼釀熱熱甚生風脈絡失宣久防其類中之虞

中風

洋蔘　冬朮　半夏　鈎勾　石決　蔗節

首烏　茯苓　陳皮　遠志　桑枝　薇露

胃偏佔在左宜調肝脾

沙參　河車　當歸　龜版　山藥　桑枝

首烏　阿交　牛膝　白芍　天冬

宜將息失宜火熾水虧升降之氣上不榮舌而為

舌強言蹇宗河間法

熟地　肉桂三分　巴戟　遠志　麥冬　菖蒲　甘草

附子 萸肉七分 云苓钱 石斛三钱 五味九粒 飲子煎服

丈之痿痹數中之軀由夹寒風襲絡病逾兩載舌強言蹇恐難除根也

党参 首乌 白芍 陈皮 远志 钩钩

於术 當歸 半夏 云苓 芝麻

復 参条 首乌 天冬 杞子 半夏 远志

於术 芝麻 云神 菟丝 陈皮

三診 党参 首乌 半夏 枣仁 竹茹

中風

白朮 橘紅 云苓 遠志 杷葉

四診 党參 首烏 當歸 棗仁 云苓 陳皮

黃芪 白朮 茯苓 遠志 半夏

五次 照前方去橘半茯苓遠志加炙草 阿膠 茯神 白芍

六診 河間地黃飲子

魚 棄此去橘 氣血兩虧 風邪痰流經右偏手足發

麻黃牛之根不可輕視

桂支 云苓 陳皮 當歸 獨活 水姜

穹朮 半夏 甘草 桑光 夕利 紅棗

湊 六君合桂支湯加當 接服十全大補丸

案 肝陽化風挾痰襲絡為口目喎斜已年乃是虛風

類中之根不可輕視

羚角 鈎勾 石決 女珍 丹皮 半夏

桑枝 料豆 茯神 陳皮 竹瀝

湊 洋參 夕利 狗脊 云茯 女珍 豆衣

首烏 石決 桑枝 柏仁 丹皮 竹瀝

中風

內惡風襲絡挾痰上擾而為舌強言蹇防成類中

桂枝　石決　遠志　茯神　鈎勾　姜汁

首烏　當歸　半夏　夕利　竹瀝

復

天麻　首烏　半夏　當歸　夕利　姜汁

覺痰　石決　云苓　遠志　竹瀝

三診

桑枝　竹瀝　當歸　白芍　半夏　茯神　絡石藤

首烏　姜汁　夕利　生牡　陳皮　遠志

左風痰類中防成偏廢

羚角　竹茹　杏仁　遠志　炙草　水姜
桂支　半夏　陈皮　白芍　云苓　红枣

復　桑枝　首乌　天冬　芍　陈皮　炙草
竹瀝　石决　当归　夏　云苓

三診　六君用参須加首乌　石决　钩勾　竹茹　归芍
接服朝党杞菊地黄丸三錢　盐汤下　夜服归芍六君丸三錢　米饮下

復　西洋　冬术　半夏　云苓　苏子　竹瀝
首乌　桑枝　陈皮　炙草　杏仁

中风

痿痹

易時腎陰虛風寒濕三氣深入筋骨漸至腕脊傴僂
難於屈伸步履病經五載督骨漸已損象也矣
能旦晚圖功

熟地　天冬　續斷　杞子　歸身　茯苓
鹿角　龜版　杜仲　狗脊　川柏　脊髓

王　右腿膝股以及足跟牽引作痛屈伸不利病經二十日之久
脈象細數肌膚羸瘦此屬足三陰虧損風寒濕三氣

痿痹

龔汶 延成痿躄
熟地 歸身 桂支 防風 米仁
蒼朮 白芍 杜仲 木瓜 虎骨

朱
背乃邪之氣流於兩膝色白不腫作痛寒之熱乃痺症見端也虛殘延成痿躄理之非易
附方 防風 牛膝 吴萸 乳香
熟地 桂枝 當歸 川芎

沈
足膝痿弱脈细指清中下兩虧也

熟地　虎骨　白术　杞子　桑枝
蓯肉　牛膝　山药　茯苓

痿　七寶美髯丸　每服四錢　淡鹽湯送下

症　陰虧濕熱下注足膝弱而無力恐延虛勞亟當保養
熟地　黃柏　天冬　虎骨　毛脊　耆
龜版　知母　牛膝　米仁　蚕卅

痿　痃後氣血兩虧餘毒流於經隧大腿刺痛屈伸不
便脈次細小難於步履延久痿廢一途

痿痹

生地 歸身 忍冬 雲苓 絡石藤
綿芪 牛膝 瓜絡 丹皮 貞雞藤

朱 利傷三陰肝脾腎三陰交穴以致右足內踝脛痛左膝膕屈伸不利已經兩載近復兩肩及脾痠楚乏力乃痿痹致痿之基未可輕也

參須 霞曲 山藥 懷牛膝 竹瀝
熟地 阿膠 茯苓 當歸 桑枝

復 入夏 生地 麥冬 木瓜 米仁

桑枝　天冬　牛膝　草薢　瓜絡

宗　風寒濕三氣襍合成痹以致膝痛不能屈伸郁熱

內傳筋骨有年防痿

宮朮　防風　歸身　牛膝　茯苓

桂枝　羌活　米仁　木瓜　草薢

凌　宮朮　羌　茯苓　瓜絡　木瓜

歸身　防　米仁　草薢　桑枝

三診　寒濕化熱膝痛不能舉動舌白質絳小溲短赤

痿痹

擬苦辛寒清熱宣絡法
防己 柏仁 牛膝 苓皮 絡頁
石羔 米仁 萆薢 斛 木瓜

顧
風寒濕三氣襲合成痹以致右腿掣痛屈伸不便
脈次細小氣覺兩弱矣久延恐成偏廢
白朮 虎骨 生地 米仁 耆 羌活
桂枝 續斷 牛膝 木瓜 茄皮 陳皮

淩
右腿痹痛引及腰股膂二病逾一載脈次細小肝

腎兩虧溼熱留戀擬益陰潛陽以化溼熱

熟地 川柏 牛膝 狗脊 絡石藤

龜版 知母 虎骨 歸身 陳皮

吳 風邪溼熱流於經絡而爲歷節痛年逾五旬陰

分素虧不能旦夕奏功

羚羊 象貝 忍冬 赤芍 當歸

生地 丹皮 橘絡 瓜絡 米仁

范右 上盛下虛足膝痠痛無力步履維艱類中之根

痿痹

虎潛丸　每日四錢　淡鹽湯送下

高

婦由腿足上延脘膺痠楚無力游行無定處經一月另餘舌白口乾溺赤澀是暑濕伏邪兼夾新風所致乃歷節痺痛重症也不可泛視

石羔　蒼术　獨活　歸身　蘇葉

桂枝　秦艽　加皮　生艸

孫

丹痧之後風邪夾其毒流入四肢而為歷節痛症　稚年弱質總慮痛不克支持

犀角　淡豉　羌活　淡芩　生草

牛蒡　鮮地　忍冬　茯苓　瓜絡

羚角　石决　茯神　忍冬　生芍

復

丹皮　石斛　白芍　川貝　茅根

三診　濕熱風邪寒束久已，遍體節骱痠楚之症，以宣經絡之風

生地　桑叶　瓜絡　忍冬　木瓜

石斛　丹皮　絡石　當歸　夕利

張　三陰不足之軀，風邪寒濕入絡，腿痠痹痛，痠軟無力

痿痹

久延恐成痿痹

生於术　虎骨　杜仲　靈仙　米仁

全當歸　桑枝　木瓜　加皮

王右　風淫於內化熱入絡先經目赤流作痺痛痿軟無力

法當鹹寒清化

犀角　淡豉　石羔　赤芍　瓜絡

牛蒡　鮮地　防己　丹皮　淡芩

沈　努力勞傷風邪濕熱走注於絡左膊之下以及腿腳

患經旬日漸至行步傴僂背溫通速散

桑枝　歸身　牛膝　赤芍　石斛

穹杞　木瓜　萆薢　紫菀　陳皮

因花甲以外精血先衰濕熱下注膝膕痠痛倍常養血

和營以宣絡脈

熟地　當歸　陳皮　木瓜　雞藤

虎骨　龜版　赤芍　瓜絡　牛膝

舊風濕熱識因跌痠楚楚防成歷節痛痺

痿痺

羚角 茯苓 獨活 秦艽 石羔 蘆節

生地 牛膝 木瓜 蠶沙 牛蒡

秦

秦艽 羚羊 茯苓 丹皮 牛膝 蘆節

鮮地 加皮 生草 霍斛 蠶沙

王

風溫逆喉入絡而爲歷節痹痛

羚羊 鮮地 黃芩 連翹 生草 桑枝

牛蒡 秦艽 黃柏 赤芍 通草

夏

羚角 秦艽 茯苓 牛膝 霍斛 蠶沙

石羔　鮮地　牛膝　木瓜　萆薢　薏苡仁

桂支　石羔　寒水石　光杏　晚蠶沙

三診　蒼朮　滑石　五加皮　茯苓　生牀　薏苡仁

稽　風邪夾濕入絡營衛失調筋骨機關不利而為肌

肉痺麻腿膝乏力不任行走痿弱之根理之棘手

天麻　牛膝　首烏　加皮　鮮斛　赤芍

桑枝　木瓜　當歸　冬朮　米仁

後生地　木瓜　萆薢　云苓　金斛

痿痺

當歸 牛膝 桑枝 加皮

陸

歷節行痹已久風邪濕化火

犀角 牛蒡 連翹 豆豉 蚕沙

石羔 羌活 生地 鮮地 蘆根

戈

風邪夾濕入絡四支麻痹不仁

桂枝 川附 米仁 牛膝 當歸 [illegible]

穿山 虎脛 川柏 木瓜 茯苓

懷

桑枝 川附 牛膝 川柏 陳皮

蒼朮 虎脛 木瓜 當歸 米仁

表脊肩損，此偏於右部，喉紅咳嗆，不時發發，宜丸劑緩調

八仙長壽丸 用蓮肉五粒 洋參五分 煎湯送下

肝風邪鬱於留滯絡脈，左偏環跳牽引腿腳痠楚之際

病肝腎陰虧之體，久延虛成肩損，

生地 鱉甲 蚕沙 牛膝 木瓜 萆薢 蒼朮 米仁 瓜絡

症真陰素虧，風邪鬱於經絡，而為右腿環跳痠楚也

已肩損，此衣寒衣熱，恐入虛勞之途

瘧症

党參　歸身　夕利　續斷　木瓜　海風藤

秦艽　牛膝　狗脊　加皮　米仁　晚蠶沙

疹　風邪濕熱蘊久成毒上為牙疳勢欲翻花下潰

腿臂痺痛腫之堅所古人所謂行痺是也久而久之

蘊毒不化似諸外病亦宜治之

犀角　淡豉　黃芩　獨活　桃仁　杏

牛蒡　生地　元參　赤芍　薄荷　銀露

痿右氣血兩虧加以憂愁四肢痿痺久患類中　經所云

意傷憂愁則肢廢也

洋蔘 綿耆 牛膝 當歸 嫩桑枝

生地 阿膠 木瓜 白芍 針金菜

緣陽明者主束筋骨而利機關為濕熱所傷務歆陽

痿證難全愈宗東垣清暑法

綿蔘 云苓 蒼朮 川柏 豬苓 澤瀉 曲 麥冬

黨蔘 冬朮 川連 炙草 陳皮 升麻 味子 生地 歸

既且右歷節痛痹未罷近復續增欬喘痰吐白沫脈象

痿痺

洪　投納減，廿紀，不安寐，邪踞內傷肺胃，此只痺氣
攻藏之端，勢之不可忽視
麻黃　杏仁　旋覆花　云苓　霍斛　加皮
石羔　甘草　貝　米仁　瓜絡　桑枝

居右乳房腫脹，赦見近增，肢邑麻痺，肯宗內經獨取
陽明法
須　桑皮　歸芍　米仁　貝　麦冬　霍斛　瓜絡　[illegible]　忍冬　蘆[illegible]

諸　歷節痺痛之後，傷於肌肉筋經，漸延脘腹，得俯則吐逆

則欬喘痹气入腹内攻肺胃脉细可也

麻黄 川朴 腹皮 姜皮 橘皮 麦柴

蒼朮 桑皮 米仁 茯苓 甘草

林 風寒濕三氣雜合成痹其風气勝者為行痹

羚羊 桂支 羌 防獨 米仁 蒼朮 加皮 赤芍

馬 歷節痹痛在於環跳穴防氣血凝滯所着之邪不

克化逆而成流注

桂木 防風 當歸 芥子 陳皮

痿痹

麻黄 靈仙 加皮 米仁 蔗節

鄭 風寒濕三氣雜合成痺寒風氣勝者為行痺

荊 枳殼 柴 羌 川芎 牛 朴

防 青皮 前 獨 赤芍 桑枝 蘇皮

胡 風寒濕三气雜而為肩臂痺痛

防風 當歸 姜黄 桐皮 羌活

桂枝 米仁 於朮 夕利 陳皮

淩 原潸丸

陸 歷節痛之後養血祛風為要

生地 桑枝 歸 丹皮 瓜絡 海風藤 豆衣

阿交 芝麻 芍 鮮斛 橘絡 千年健

復 洋參 麦冬 桑枝 歸 千年健 豆衣

生地 丹皮 芝麻 芍 海風藤

三復 黨參 阿膠 歸身 豆衣 桑枝

熟地 丹皮 白芍 茯苓 炙草

朱 血虛不能榮養筋骨風秋溼乘入絡而為右手臂

痿痹

痠楚之證，髂不利，足損痠之甚

生地　霍斛　加皮　麦冬　木瓜　米仁　阿膠　絡石藤

當歸　[illegible][illegible]　云苓　姜黃　橘絡　風藤　桑枝

衛

風為百病之長，陽邪而善行數變，先患脈絡痠楚，繼以寒熱，汗泄且當頭脹，痛不能著手，重按乃適，瘦膚腠依痒痒，鼻緊閉去，陡澀求蘊，語脈象浮數，舌根苔灰，悉屬邪風入絡，歆成行痺，是症因受寒熱纏久，汗出已多，不敢過分表散，祇宜兩和營衛，自能日漸向

愈正於兩胯之核，亦可望其消退，切勿欲速，勿心焦反攻
病加為瘰。

首烏　牛蒡　羚角　貝　陳皮　芝麻
又利　當歸　杏仁　丹皮　鮮地　香附　薏苡

復行痹之後，霍痰入絡而為瘕，結核寒熱紛來，先
以化風理肺氣以化痰，消息之。

西洋　首烏　歸身　貝　梅絡　十大功勞露

某　血虛之體，風邪入絡而為行痹，經久未痊，去秋因產

痿症

後營衛交損寒熱往來每交陰分甚而至五陵陵盜汗
耳鳴心悸瞤惕廿麻身熱肝腎陰虛也防成勞怯
洋參　龜版　淮麥　白芍　天冬　女貞　霍斛　蔗節
生地　阿膠　茯神　炙草　瓜絡　丹皮　蚕沙

郁肺虛痰流入絡右肩及臂痠楚自春歷夏舉動艱
難久延恐成痿廢
參　於朮　姜夏　竹　橘絡　薑黃　夕利　海石　覆花　香附

耿先天肝腎陰虛痰熱之邪入於陽明之絡自二月向唱

痛發熱起見淹纏已今兩月足膝痛退瘦弱不能行立已跂腓腨月脫肉殺減廿數日之間兩次痙厥手足牽引脈伏肢伏每逢戌亥而止易於陽升惱怒舌甘言脈細弦消此感是峻補能宜先以和肝陰化痰熱而宣陽明之絡冀其厥止殺控為吉俟天氣涼爽再商大人補之劑

生脈散用參須　首烏　鮮斛　丹　橘絡　川貝　桑枝
牛膝　石決　茯　木瓜　穀芽

痿症

淌利後溼熱下注足膝痿弱不任行走將成利後風矣擬宗少陰不足陽明有餘用張氏玉女煎

玉女煎加 木瓜 米仁 加皮 桑枝 鮮斛

張 風寒溼三氣雜合而成着痹為右腿膝痿楚年踰花甲久慮延痿

桂枝 茯苓 干薑 獨活 當歸 牛膝

虎骨 白朮 炙草 寄生 防已 木瓜

又揩熨法 桂枝 牛 大糟兩 菊花斤 樟木兩 薑兩 五味炒熱以紅布大方包此揩熨

二診　獨活　虎骨　生地　牛膝　當歸　米仁
　　寄生　防己　天麻　木瓜　桑枝
三診　虎潛丸　每服四錢　鹽湯下
四診　蒼朮　秦艽　牛膝　當歸　千年健　米仁
　　桂枝　獨活　木瓜　萆薢　絡石藤
五診　蠲痹去姜黄、加萆薢　木瓜　牛膝
匡　腰痛脊骨凸出肝腎兩虛而八脈失主也
　熟地　龜板　川斷　狗脊　杜仲
　　二腰痹

杜仲 鹿膠 寄生 夕利 脊筋

復 參須 天冬 川斷 夕利 龜版 茯苓

熟地 杜仲 狗脊 寄生 鹿膠 脊筋

國 因於濕者下先受之為腿膝痠楚防成著痹

桂支 當歸 米仁 萆薢 蒼术

虎骨 牛膝 木瓜 靈仙 接服虎潛丸

文 風寒濕三氣襍糅而為腿膝痹痛病經將載不易除根

寄生 虎骨 當歸 米仁 靈仙 桑枝

附子 生地 牛膝 木瓜 獨活

寒主收引風主疏泄加以肝腎兩虧所以着痹腿脛之

邪之所湊其气必虛也

桑枝 生地 當歸 木瓜 萆薢

夕利 牛膝 附子 獨活 狗脊

痛經年着痹爲能速刻現在非納氣麻二便交不通

調先和陽明之絡

半夏 秫米 參須 木瓜 歸身 庵卅

痿痹

鲜斛 稻叶 白芍 二藕節 二蔗節

祿 先天肺脾不足督脉上柱似之倒損怯之根柢之不易

熟地 龜版 天冬 黄芪 脊髓

河車 鹿角 山萸 炙艸

痹因於經絡下先受之病腿痠楚不任行立且附為流困

血不歸經所以瘦大便利結也將成痿痹不可泛視

生蒼朮 牛膝 炮姜 萆薢 當歸 虎骨

川柏炭 木瓜 枳殼 兵榔 荊芥

朱　應節風痓　急者兩腫甘涼宣絡清之

犀角　豆豉　防己　麦冬　生草　蘆節

牛膝　鮮地　石羔　米仁　蚕沙

歐　脊骨損出宜養督脊

河車　狗脊　夕利　芡　山藥

熟地　鹿膠　天冬　龜版　脊筋

又　傾跌之後脊骨損出縱身之疾也

鹿膠　天冬　狗脊　鱉甲　茯苓　脊髓

痿之癖

生地 當歸 夕利 山藥 獨活

利月府之後餘邪留戀經隧而為四肢歷節疼痛遊行

不定逢節更甚不能速於見效

犀角地黃加 女貞 石決 瓜絡 夕利 炙草

阿膠 秦艽（此二味不宜用） 云苓 當歸 柏仁

復 犀角 生地 芍 絡石 阿交 牛膝 石決 秦艽 交藤 薏苡

三復 西洋 生地 龜版 芍 女貞 神 牛膝 丹皮 麥冬 薇露

因勞力挑擔傷於脈絡以致環跳節牽引臂腿膝

腘痿楚楚拘攣不仁，行立偏於左部，肌肉削脫，足指損廢之象
桑枝 川斷 夕利 蒺藜 羌防 歸身 牛膝 萆薢 木瓜 苡仁
癱 肩臂疼痛，難於舉動，屈伸不利，半年前得宗蠲痹法調治，不易速痊也。蠲痹之義也，加桂枝 秦艽 天麻 陳皮
隆 營氣逆衝，流入四肢而為歷節痺痛，上為咽乾鼻衄，
下痿從濕，惟恐動搖內傳
羚角 淩鼓 獨活 生芍 白芍 鮮斛 蘆薈
牛蒡 鮮地 元參 淡芩 丹皮 赤芍
痿痹

復 羚羊 淡豉 黃芩 甘草 元參 茅根
石羔 鮮地 丹皮 赤芍 杷露

畢竟人以歷節為行痹由於風者善行數變也脈象弦澀而數痛處肌肉浮腫風為陽邪易化熱耳法當氣營兩清

犀角 石羔 防己 獨 牛蒡 淡豉 芩 [鮮]地 草 萆薢

復 羚羊 細地 淡芩 桑 生草 茅根
石羔 淡豉 獨活 丹 麥冬 杷叶

復 茯苓 麦冬 菝葜 牛膝 狗脊 萆薢
生地 淮麦 米仁 木瓜 夕利 薏苡
復 羚角 陵致 鲜斛 萆薢 靈仙
玉竹 鲜地 米仁 通草 蔗浆
復 西参 羚角 鲜斛 瓜络 牛膝 络石藤
元地 丹皮 木瓜 萆薢 秀藤
厘 產育頻多之軀 氣血已內虧 年甫五旬癸水早絕 兩
腿不仁漸延腰背 惡寒情怯 治行立維艱 病經一載有
痿痹

餘將入痿厥之途非細事也

河車　龜膠　獨活　夕利　風藤

熟地　鹿膠　狗脊　加皮　脊筋

失血欬喘

聶熱薰營中絡血上溢乾嗆無痰脈數顴紅防其再冒

桑叶　山梔　杏仁　海石　藕節

鮮地　貝　丹皮　瓜絡　甘草

朱　陰虧於下陽越於上以致失血欬喘火升氣促脈象急

而細自覺漸羸鎮納為法

洋參　五味　茯神　阿膠　杏　燕窩

熟地　紫英　茯苓　龜版　貝

失血咳喘

復 血雖已止而大便微溏湯藥姑停丸劑緩調之

歸芍六君子丸 每服四錢 蓮肉湯送下

因温邪傷肺欬嗆失血脈象氣促防其再冒

復診 犀角 荊芥 桑叶 丹皮

鮮地 蒡子 杏仁 枇叶 茅根

復 擬清養陰肺冀其血止欬緩

桑叶 鮮地 鬱金 瓜絡 川貝 生草

枇葉 丹皮 杏仁 瓜子 云苓

吴 壇 卅 失血欬嗆氣逆

玉竹 桑葉 覆花 甜杏 川貝

米仁 枇叶 瓜子 生牡 茅根

王右 陰虧火炎絡血上溢脈數顴紅防其再冒

生地 龜版 川貝 白芍 瓜絡

麦冬 洋參 杏仁 茯神 藕肉

徐 温邪留戀真陰耗虧欬嗆絡傷血隨氣溢脈象數

徐 防其再湧

失血欬嗆

桑葉 玉竹 川斛 米仁 貝 茅根
枇葉 元地 川斗 蛤殼 甜杏
因失血之後咳嗆內熱胸中滿悶嘈雜未淨也大節將交
恐其再冒 犀角地黃湯加 鬱金 桑枝 川斛 貝 枇叶 藕節
素咳久而已震動肺絡而為失血胸中滿悶嘈雜未淨也
山漆 稿花 川斗、川絡 藕節
荷露 海石 桑皮 杏仁

胡
熱、自上肺胃而為失、血

玉女煎加洋參 側柏 車前 生草 茅根

高 大吐失血胸中滿悶微有咳嗆瘀消爲急

山漆 生地 福花 云苓 花蕊石

桑皮 瓜絡 川貝 冬瓜子 白芨

戴 勞倦脫力絡疼瘀阻失血之後脇痛咳嗆霜降大節將交防紅復發

沙參 玉竹 杏仁 瓜絡 橘絡

生地 川貝 當歸 覆花 海石

失血咳嗆

復 金水六君子加蘇子 蛤殼 牛膝 銀杏肉

薛右 失血之後 胸中滿悶 氣机不利 痰猶未淨也

鬱金 枇露 復花 海石 杏貝 瓜絡 瓜子 茅根

沈右 溫邪傷肺侵營 咳之起之下 欬嗆失血 數日來 幾延

盈盈脈亂 神走萎頓 防有變胃

桑皮 生地 女貞 霍斛 枇露

地骨 阿膠 旱蓮 脈 蛤殼

言 溫利肺帝之起 欬嗆曝起 偶痰中見紅 久延 近感時邪

芦根　桑皮　川貝　杏仁　杷葉

鮮地　米仁　瓜絡　生草　瓜子

復　腥痰雖少而咳嗆未定仍以清泄肺胃治之

桑皮　瓜絡　紫菀　杏仁　米仁　芦根

骨皮　川貝　瓜子　杏霜　生草

復　肺陰不足肺熱易鬱咳嗆見紅治以清泄

玉竹　川貝　地骨　瓜子　瓜絡　生草

生地　元參　丹皮　米仁　杏仁　荷瓣

失血咳嗆

復擬滋養肺陰以化餘熱法
沙參 阿膠 瓜子 瓜絡 生草
生地 川貝 桑皮 知母 荷瓣

何憂鬱傷肺，復感風溫，欬嗆火升，痰見紅
玉竹 杏仁 桑枇葉 苡米仁 瓜子 生草

復 脉細肉損，欬嗽見紅，脉數顴紅，防延再胃
玉竹 桑叶 瓜絡 瓜子 杏仁 生草
鮮地 貝 米仁 地骨 藕節

蔣 風温犯肺欬嗽見紅
桑葉 杏仁 瓜子 瓜絡 骨皮 茅根
防風 象貝 香豉 生草 米仁
胡 風温閉肺欬嗆見紅清泄肺胃佐以宣絡一法
玉竹 紫菀 瓜子 瓜絡 川貝 茅根
桑叶 鬱金 杏仁 米仁 蛤殼 藕節
淩 欬嗆雖緩而紅猶未定肺絡内傷而瘀尚未清爽也
桑骨皮 山漆 川貝 麦冬 米仁 杏仁 瓜絡 藕節
失血欬嗆

三陰　肺絡內損　風温擾之　欬嗽見紅　治以清泄
玉竹　桑葉　川斛　川子　杏仁　竹茹
鮮地　川貝　米仁　地骨　藕節

許右　温邪閉肺　絡傷見紅　欬嗆音閃　脈數氣逆久久
恐延癆怯　請宜加慎調養
玉竹　桑骨皮　橘絡　川子　川斛　杏貝　米仁　杷葉　十大功勞

金　右　嗽不減　血猶未定　夏至大節伊邇　不再猖亟為幸
紫菀　竹茹　米仁　川斛　杏貝　川子　海石　青黛　枇露

陳 肺絡受傷而為失血
山漆 根露 桑白皮 杏仁 茯神 米仁 草 茅根 [illegible]

周 顧嘈雜逆之後繼以肩背作痛失血咳嗆氣亦腥臭肺熱葉焦也
桑白皮 杏貝 茯神 青叉 草 白荷花瓣 菩提珠根

遷 咳嗆之勢時盛時衰氣亦腥臭血似不止心隨經湧胃嘗茲夏令肺病所畏高蒸山嵐百天不愈否則思慮困枯也
山漆 根露 桑白皮 杏貝 茯神 生通草 荷瓣

失血咳嗆

泉 陰虧體質，溫邪薰蒸，肺金受戕，咳中見紅，稍涉煩勞則必舉動，脈象細數，舌苔糙黃，甘涼養陰清肺乃是一定法程

瀉白加 沙參 川貝 茯苓 蛤殼 荷花露
麥冬 通草 鮮斛 蔗漿 冬瓜子

夠肺絡損，咳紅頻發，火升氣逆，脈數乃乳陰氣不足之軀，近且傷胃，盈盈慮延癆，慎不可忽視

山參 鮮地 鮮斛 白芨 炙草 童便

枇露 桑皮 骨皮 糯米 藕汁

欬 欬嗽因於肺熱久延須防見紅

玉竹 桑地骨皮 米仁 杏貝 蛤殼 冬朮 瓜子 枇露

駛 痰火痹肺咯紅氣喘每延五鼓背心發熱須防續增瀉胃

玉竹 桑地骨 杏貝 米仁 蛤殼 冬朮 瓜子 枇露

今寡居多鬱之火內爍肺金受戕而為失血已經兩年

旬餘交秋濕增欬嗽發作腰痛延必愆期納減廿

失血咳嗆

形肉瘦削不可以清寒旺肺若能調養得宜庶幾
帶疾延年

党參　阿膠　炒山藥　扁豆　杏仁　鬱金
熟地　蛤殼　當歸　元參　貝　炙草　薇露摩

嘗失血咳嗆損肺成勞當此夏火爍金不能側右臥
脈數氣促灼熱便泄者不思納穀脘脹上損及中及下
何所恃而不恐乎勉擬方
党參　山藥　茯苓　米仁　蛤殼　貝　當歸　炙草　乾斛　穀芽

辛火爍金燥嗽紅不止脈象細數舌色微黃先以清養上焦法

百合 柏霜 川貝 地骨 甘草 薇露

桑皮 甜杏 洋斛 米仁 竹茹

嗽是從暑熱傷於肺胃為寒熱脘痞欬嗽帶血此症

瘦欲恐延癆怯之途

枇杷葉散去朴草加半夏赤苓鮮斛斛 荷邊

邪

勞傷脫力於先風暑交侵於後而為寒熱欬嗆痰血

右脇之間隱隱作痛脈象滑數舌白氣粗防成肺癰

失血咳嗆

前胡 生草 杏仁 滑石 芥滷
防風 杏仁 貝 瓜絡 荷露

間血溢身熱大非所宜須防再作湧冒
枇杷 桑皮 骨皮 三七 泥露 柏炭 藕節

脘陽明積瘀上逆而為嘔吐嘗血盈盈成盞大似而黑瘀消
瘀宜疏通 貝 生地 歸 瓦楞 桃仁 炙草
製軍 肉桂 芍 丹皮 柏炭 藕炭

復 生地 肉桂 歸芍 炙芪 砂仁 炙草 柏炭 棗子

空　癆紅咳嗆經久迎增大便溏泄惡寒怯冷納穀減少
法當崇土以生金不宜清寒療嗽也
山藥　扁豆　怡亮　米仁　肉果　炙甘草
黨參　茯苓　款冬　貝　銀杏
後
黨參　鹿膠　杞子　肉果　茯苓　淮麥
熟地　山萸　兔絲　怡亮　炙草　紅棗
黃素有失血溫邪觸發寒熱咳嗽癆紅不止業已四月
有餘矣久恐延癆怯
失血咳嗆

玉竹 桑丹 杏貝 元參 覆花 海石 鮮斛 草 茅根
元參 甘草 杏仁 桑叶 鮮斛地 枇葉
復
牛蒡 杏仁 川貝 丹皮 只殼
母 咳嗆痰血不能臥平病脇脹滿肺肝壅痺也怯癆不虞
桑皮 甘草 瓜蒌 杏仁 瓜子 梨肉
地骨 桔梗 鮮斛 川貝 芦根 荷露
沈
冬溫傷肺咳嗆失血顴紅火升脈緩氣促癆怯之
根[illegible]深之棘手

鮮斛　桑葉　元參　甘草　淡菜　茅根
地　川貝　杏仁　杏叉　海石　杷露

七三　癆之後繼以吐血去歲盈盌成盞欬嗆音嗄虛勞
癆怯之根　洋參　生地　麥冬　杏仁　蛤殼　藕節
炙草　阿膠　神　貝　訶子

春陽旺發逆因熾而為吐血欬嗆防更傷胃不可行
視宜先清泄肺胃
犀角地黃湯加枇葉　洋斛　石決　炙草　藕節

失血咳嗆

鞠　大吐失血之後　當先益氣和營

黨參　芪　生地　炙草　歸身　山藥　神　天冬　龍眼

頃旁倚陷仍血逆上溢防再瀉胃

山漆　花蕊　老軍　鮮地　側柏　炙草　杏貝　女珍　茅根

慮肺熱葉焦欬嗆痰紅脈象數而呼吸促痿怯根深矣

扶過夏秋不增變端是幸

青蔗皮　鮮斛　桑皮　生草　蛤殼　冬虫草

菩提根　梨肉　地骨　杏仁　川貝

巢

肺陰不足肺熱有餘之體加以大怒悲哀又值氣不藏陽溫邪淩爍肺金受戕適逢近前血從上溢四日之間盈盆盈盌盈盞而欬嗆之血遂不已脈象浮數疾色光紅口乾咽燥火升面神常欲依痛焉能望血之止也因議宗西昌清之翼為[illegible]為者清燥救肺去麻仁加甜杏仁沙參茅根桑葉

閱

神飛蒙也而亦迷倦脈亦伏也素有之陰病經有日矣彼從胃氣有從上為欬嗆痰紅舌乾津涸下漫

失血咳嗆

足跗不溫豈虛而陷乎素操勞思慮肝脾腎三陰交虧血陰分而偏及於陽剛燥之劑不投理宜柔溫宣補以冀應手為幸一

潞參（生晒） 熟地 杞子 山藥 穭豆

鹿茸（另燉冲）乙 肉果 兔絲 雲苓 紫巴戟

復 血止咯緩宜養肺胃

玉竹 洋斛 杏貝 瓜子 米仁 蛤殼 梨皮 桑葉 枇杷

相失血頻咯胸中滿悶癥瘕未淨必防再復胃正在沖

手不可近視

三漆 鮮地 旱蓮 丹皮炭 炙黑草

棕炭 柏炭 女貞 藕節 炒蒲黃七分

又 勞力傷絡而為咳血

鮮地 三七 杏仁 橘紅 炒蒲黃

柏炭 棕炭 川貝 藕節 炙黑草

後 勞傷陽絡血從上溢脇痛咳嗆和絡消瘀為主

覆花 新絳 歸梢 女貞 杏仁 炙草 童便

失血欬嗆

海石 鬱金 製軍 二元地 貝 蒲黃

復 炙草 党參 阿膠 生地 麥冬 神 杏貝 藕節

新風傷吸血從陽明治

製軍 柏炭 歸 丹皮 牛膝

鮮地（滴酒合打） 炙桂 芍 鬱金 童便

痰飲喘咳

殷 肺腎兩虧之體偶感風寒痰飲上泛致增喘急脈
象細小恐其氣液變幻未可泛視擬宗景岳法調治不
增呃忒方妥

熟地 歸 炙草 苓 夏 陳皮 蘇子 蛤殼

凌 下元根蒂已虧痰飲上泛而為咳喘脈細神倦似憊呃
忒 黨參 杞肉 生熟地 麥冬 天冬 貝 紫英 五味

三診 攝下未靈宜先清上

朱丞叙著 痰飲喘咳

杷葉 覆花 橘 沙參 杏仁 蘆根
竹茹 枳石 半 云苓 蛤殼

朱 肺腎兩虧 痰飲內蘊 而為欬嗆 擬金水兩生一法
金水六君加 蘇子 蛤殼 枇肉 接服 金匱腎氣丸 鹽湯下 每日三錢

趙 右 寒邪侵肺 痰飲內留 為欬
前胡 桂支 蘇子 橘半 杏仁 苓 青皮 款冬 姜皮

凌 肺腎兩虧 痰飲內留 惡寒 欬喘 治以溫補
金水六君 加桂支 蛤殼 蘇子

三診 大補陰丸

紅 上竄下利 脈數 身熱久病至此 險重異難 勉擬方

金水六君 云苓 橘紅 加丹參 且 蘇葉

復 前證悉減 仍遵舊意加減 但喘利未止 尚在險途也

金水六君 加黨參 冬朮 焙苡 桃肉 因 橘紅

三診 補中益氣丸 朝服四錢

王 風有哮喘 溫邪觸發 欬嗆 寒熱 喉中見紅 防重 因而塞

厥 桑叶 杷叶 朴 前胡 杏 象貝 瓜絡 竹 蘆根

痰飲喘哮

痰飲上泛喘急不定仍防塞厥未可泛視

金水六君加　蘇子　蛤殼　銀杏肉

朱　肺腎兩虛痰飲上泛咳嗆喘急脈來弦勁夏火刑金之令詎宜加慎

金水六君加　麥冬　百合　紫菀　山藥　蛤殼

諸　右久欬氣喘當養肺胃

金水六君加　沙參　蛤殼　麥冬　梨肉

惠　病肝腎三陰皆虧飲泛而為腎寒之欬嗆

金水六君加 黨參 [illegible]
麥冬 桂枝

沈 經寒水冷痰飲上泛欬逆清稀惡寒喘急法當溫以養之
金水六君加 五味 桂枝 蛤殼

游 溫養肺胃背寒已減而欬嗆未定有時氣促仍以金水兩調 佐以鎮納腎藏
金水六君子加 丹參 旋覆 赭石 干姜

趙 風寒閉肺痰濁阻中而為欬嗆宜先開泄
麻黃湯 合二陳湯 加朴 小姜

痰飲喘哮

復肺腎兩虧痰飲內蓄而為欬逆喘急

金水六君加蘇子 枯殼 銀杏肉

三診 肺脾腎皆虧為痰之本此喘急欬逆之所由來也

崔氏八味湯用桂枝

四診 積勞困倦之軀肺脾腎三陰交虧痰飲上泛而為咳

嗆喘急 金水六君加於朮 沙參 橘紅

五診 沙參 黃芪 於朮 干姜 茯苓

熟地 麥冬 白芍 五味 枯殼

六味 洋參 熟地 天冬 阿膠 花粉 貝、 蒼 杏仁

徐 咳喘多年遇勞則發痰紅粘濃寐間盜汗脈數顴紅

小便短赤肺腎陰虧 虛化火擬金水兩生法

沙參 桑皮 茯神 怡亮 淮麦

生地 百合 貝、 甜杏 杜仲、

沈右 風寒外邪痰飲內蓄而為咳喘

麻黃 桂枝 五味 干姜 蘇子 夏 杏 礞石 牛

復 咳喘稍定欬嗆未已納穀減從肺胃法

痰飲喘咳

玉竹 桑叶 苏子 橘红 杏仁 貝 竹茹 苓 谷芽

竺飲蓄脘痛，欬嗽，温藥和之

二陳加於朮 桂枝 五味 干姜 杏仁

權右 痰氣凝結，咽嗌不利

元參 橘花 竹茹 橘红 杷葉

吉叉 海石 杏仁 茯苓 瓦楞

徐右 風寒外壅，痰飲内蓄而為背寒欬喘，起經數年

不易 紫根

麻黃湯加[illegible]杏 [illegible] 干薑 海石

半夏 茯苓 五味

茶 肺腎兩虧水飲上泛為浮腫欬喘當以溫藥和之

金水六君加桂枝 於朮

張右 肺腎兩虧痰飲上泛為脹痛欬喘

金水六君加蘇子 蛤殼 銀杏

王 痰氣上逆而為欬喘宗飛霞法

三子加茯苓 款花 瓜子 紫菀 銀杏

海石 橘紅 炙草

痰 桑骨皮 蛤殼 貝 瓜子殼 橘紅 米仁 枇露 老荷露

痰飲喘咳

三診 欵冬 貝 蛤殼 鮮斛 米仁 瓜瓣
複花 云苓 甜杏 瓜子 白前 梨膏

江 痰气互結肺部失宣胸膺痞悶主以宣降
三子養親加紫菀 杏仁 甘草 枇葉
橘紅 茯苓 荷露

濮 金水六君丸 每日服三錢 用党参 桃園湯下

汪 痰气上逆而為欬喘
苏子 枇露 旋覆花 云苓 銀杏
蔣金 蛤殼 海石 陳皮 許瀝

米右　痰氣上逆咽嗌不利

蘇子　半夏　杏子　茯苓　鬱金

海石　橘紅　甘草　竹茹　佛露

凌　代赭旋覆花湯用黨參加白芍　茯苓　玫瑰露

橘紅　枇杷露　煨薑

接服金水六君丸　每日服三錢　鹽湯下

潘　失血之後脈情交虛氣不歸元動行喘急

熟地　歸身　炙草　杏仁　貝　蛤殼　銀杏

凌　黨參　歸身　貝　杏仁　蛤殼

痰飲咳嗆

熟地　炙艸　柚红　茯苓　杜蘇

三診　金水六君丸

感冒欬之後欬甚則嘔肌肉削脘動則氣喘病經一年已餘肺腎兩傷矣

金水六君加　洋參　秋米　杜蘇

陳　氣自少腹上衝由脘而出膈咽乾乾欬嗆經年不已肝腎之虧無疑下焦元陰根微當以攝納滋填復以重泄鎮怯塞以固脘之品如何

熟地　五味　山藥　兔絲　倭鉛　坎炁
天冬　海參　茯苓　紫英　炙草　蛤蚧
渴
肺主出氣腎主納氣金虛火浮于上少降鎮於下氣
不歸源而為欬喘甚臥坐不得寐一月有餘矣法當清
上折下以安肺胃
玉竹　蛤殼　黨參　桑皮　白英　胡麻
熟地　川貝　倭鉛　茯苓　鮮竹瀝　銀杏
復
咳喘之勢畧平仍以肺腎兩調
痰飲喘哮

金水六君加 蛤殼 銀杏 光參 枇肉 竹瀝

脈右 痰氣上逆肺胃失宣以致遍體肌肉浮腫於表子悲哀又嘗產後仲景所謂婦人咽中窒塞是如炙臠宜宗四七氣湯法益以四味治七情也

四七湯加 萊服子 佛手 炙草 陳皮 杏仁

診

耄耋大年元海根微氣泛上逆而為欬喘脈象素廿神清嘗讓填揖詞尤以廿愚寡言語戒動作節飲食適寒溫為最

澱方 熟地 坎炁 茯神 桃肉
元葠 云苓 蛤蚧 銀杏 沉香

澱 貞下元氣薄微飲邪為治喘之計非旦夕可愈
金水六君加 蘇子 倭鉛 党參 蛤殼 枇肉

陸 素無所好惟嗜曲柏加以操勞憂思無間晚明寒暑年常壯盛氣精並耗所以去秋一病延今不復也日求醫因惱怒驚恐傷于肝腎狀素蓄之痰大以致衛上逆而為呼吸以及不平不能側左臥眠嗽夜痰多時盛時

痰飲喘等

袁　肺金清肅之令為木火升擾不克宜降也脉左
弦細右細數舌苔糙膩色白微黄尖有絳刺補臟
之劑間不相投姑擬柔温益气佐以血肉有情法
生脉加　霍斛　云苓　蛤殼　百合　桃肉
貝　坎炁　燕窩　銀杏

復　據述昨宵稍能着枕略得片寐而呼吸之气
尚未調勻欬痰亦不爽仍遵昨法參入納穀歸腎之品
更通其意作丸

杏霜　淮帰　坎炁　燻餅　百合

麥冬　炙艸　棗仁　蛤蚧　燕窩

轉方擬添肝益腎降心肺而兼化痰火一法

吉參　坎炁　山藥　遠志　當歸　炙艸　枇肉　糯米

熟地　蛤殼　蓮肉　棗仁　茯神　銀杏　皮燕

黃烟酒灼爍肺胃受傷而為欬嗆痰粘氣促而喘有

年臟運已衰深恐難於久持也

玉竹　丹參　乳斛　川貝　米仁　扁豆　云苓　山藥　蛤殼

痰飲喘哮

冒風溫咳嗽痰氣上逆

三子加 稆花 杏仁 杷叶
葶藶 貝 蘆根

黄右 溫邪傷肺，為咳之久，肺傷生滿

麻黄 阿膠 杏仁 洋參 杷露

石羔 麦冬 貝 桑叶 生草

徐右 煩勞傷中，又遭憂境怫鬱，肺脾腎三陰交虛，痰濕飲邪上泛而為氣逆作喘，延逾一載，屢止屢發，与淡不能偃臥，匝痙作呼吞白痰，清飲不減，廿神

清瘦倦怠脉形左弦數痰氣滿喘脹之根也調養得
宜常病延年而已

杜仲　貝　杞子　蛤殼　五味　夕利
瓦楞　茯苓　兔絲　米仁　霍斛　燕窩

王
攝納肝腎滌痰降氣
黨參　熟地　天冬　河車　牡蠣　蛤殼　神貝　杏　許德

虛元海根蒂氣失統攝動則生喘脈來數促陰陽
樞紐不交故宜加慎調養

痰飲喘嗽

党參 桂枝 五味 當歸 牡蠣 倭鉛
熟地 麥冬 蛤殼 杜仲 坎炁

三診 咳嗆得緩，喘息未定，土旺大節在邇，慮之。
難施表劑，以脈來歇止也，慎之。
党參 白朮 茯苓 杜仲 熟地 炙芪 天冬 五味

咳喘

遂病後未復更感風溫肺氣不宣為咳喘鼻煽稚體何耐當此防厥痹麻黄石羔湯加覆花 桑皮 杏仁 海石 川貝 杷葉露

蓋操勞傷中氣陰并虧加以處境拂鬱之大夬疾上損胃气不和者不思納氣失歸源而作喘欬是老也非病也調養宜以延時日耳

參須 茯苓 茯神 桂元 柏仁 鬱金 微[illegible]摩

欬喘

乾斛 白芍 炙草 貝 石決 生熟穀芽

益 肺腎兩虧痰飲氣喘風邪疝氣大便易溏非寒
涼之劑所宜 六味地黃湯合生脈散

桓 疲哮喘急坐不得臥九日一發一年有餘恐難除根矣
葶藶 大棗 三子養親 加覆花 海石 炙草

公 陽虛飲泛氣逆浮喘
金水六君 加附桂坎炁 觀音應夢散

擴 叔參 四君子 金水六君 加附桂姜巽

欽　肝肺兩虛　飲濁內踞　防損浮腫喘滿

六君合附子理中加姜棗

段　溫邪寒鬱肺閉咳喘喉間痰鳴艱吸須防塞厥之變

前胡　[illegible]花　杏仁　橘紅　蘇子　蘆根汁

蘇子　海石　貝　苓　桂枝

干　肺虛痰阻氣逆不降喘而汗泄因表清裹為法

生姜　蘇子　橘半　[illegible]　蛤殼

炙草　茯苓　海石　款冬

欬喘

又九方

洋参　款冬　桑皮　杏仁　阿膠　地栗粉

紫菀　川貝　蛤粉　炙草　玉竹　梨汁

米仁　山藥　沙参　橘紅　海蜇　藕汁（二味代茶）

百土旺立夏之交，喘嗽依然不寧，面部浮腫，脈象弦。

清肺　脾腎　金水相資

茯苓　麥冬　山藥　蛤殼　炙草　胡桃

熟地　五味　沙参　骨脂　銀杏

羌　元海無根，氣不能降，上逆爲喘，行動則甚，中年殊非所宜，延之殊爲棘手。

應夢貝元加焙売　白茯　首貝　杏仁　叁　山藥

岳　肝脊病鬱飲阻上泛，肺失清肅而爲喘逆，病經一年，除根不易。

紅棗　煎送金匱腎氣丸

洋參　臬　叁朮　半夏　陳皮　瓦楞　生姜

湯　六君加枳叶　杏仁　瓦楞　紫菀　姜棗

師　肺感飲蓄，恐寒咳嗽，動則氣逆，防增浮腫。

痰秋喘

苓桂朮甘合二陳加附子　干姜　桔梗　銀杏

復

附子理中用黨參　合苓桂朮甘加澤瀉　牡蠣　姜棗

候述前初過炎是方來呼吸氣短盜汗數泄甚改飲食不思肺脾腎三陰交虧須防淹延脫

黨參　製朮　綿芪　茯苓　銀杏

熟地　茯神　山藥　桔梗

熟地砂仁炒　紫菀　牛膝　麥冬　桔梗　杞子　炙草

待方

黨參　當歸　陳皮　五味　茯神　杞棗

元

肺脾腎三臟受鬱，痰飲水气上逆，气利而為欬喘，下濕附腔伏濕不宣，脈象沉細，气虛已甚，更須防脫厥，慎之。

金匱腎氣丸　朝夜分服，每並湯米飲送下

況肝病脘血太過，因易乎上逆，動作即喘，形神疲倦。

腎兩和肝脾

參須　天冬　龜版　杏仁　[illegible]　血餘

生地　阿膠　吳茱　茯苓　[illegible]

咳喘

淋濁尿血

徐右 心火迫腸小溲淋血

細地 小薊 萆薢 柏炭 茅根 生草

木通 赤苓 黑山梔 車前 竹葉

張 真陰不足濕熱內蘊小溲淋濁久而不愈

熟地 知母 川柏 牡蠣 金櫻 神 山藥 車前

朱 敗精留閉地塞溺竅以小溲淋秘肛門痔墜舌白不渴是皆虛濕下注也法當兩顧

甘草　牛膝　川楝　兩頭尖　香附　皂莢子

肉桂　車前　延胡　韭菜根　蘇梗

此經火下注淋閉作痛不易取痊

柴胡　黑梔　歸尾　木通　牛稍　清靈丸

龍胆　丹皮　細地　竹叶　萆薢

此心腎不交精関不固兼之經熱下注而為夢遺淋閉

柴胡　黑梔　歸尾　木通　萆薢

龍胆　丹皮　細地　竹叶　清心丸

祈左 耄耋大年肝腎陰虛心火下注而為淋濁宜此

主水之藏以利膀胱一清火之熏延下精

洋參 生地 青鹽 山藥 丹皮 龜版 脊髓

熟地 天冬 萸肉 云苓 澤瀉 遠志

毛左 中虛濕熱下注淋濁

党參 冬朮 炙草 當歸 升柴 陳皮 荷葉 血珀 炙芪

禹左 淋濁不清早止為痛

清靈丸 車前 黑梔 萆薢 萹蓄

淋濁尿血

血珀屑　木通　丹皮　甘草　瞿麦

狀尤不痛而下之為溺血陰傷也

生地　知母　龜版　川柏　阿交　[illegible]　血餘　脊筋

因小便淋血五月不止作痛氣墜脈細脹楚此屬肝腎虧

內虧下損見象也　羊脊　龜甲　理之非易

阿膠　枸杞　川斷　天冬　女貞　旱蓮　二元　海參

後加絲棉炭　藕節炭　洋參

果氣至下焦擾失約為患溺藥力恐難應手

党参　於术　當归　升麻　麦冬　益智
炙芪　炙草　陈皮　柴胡　五味
吴　中虛氣陷脫墜淋
党参　桂枝　升麻　炙草　红枣　覆盆
綿芪　當归　柴胡　車前　丹皮
米　石年逾七七癸事久斷兼之近日而為漏血
洋参　生地　龟版　丹皮　棗仁　黑栀
玉　衍　小薊　茯苓　川貝　草梢
淋濁尿血

貝 不痛而溺血此屬肝腎兩虧下損見端防增氣逆
浮腫耳現納穀大減先調脾胃
鮮斛 白芍 茯神 二至 藕炭
芝麻 棗仁 柚白 米芽

復
蓯蓉 當歸 芝麻 鹿膠 女貞
熟地 龜版 牛膝 海參 阿膠

明
陰虛溼熱下注而為小便淋瀝
細地 龜版 新杏 草稍 車前 丹皮 黑棗 萆薢 以植

濕積痰濁阻中，中虛氣陷，濕火下注，而為淋濁，以致小
溲癃閉，睾丸脹大
補中益氣丸加五味 麥冬 車前 合滋腎通關丸三錢

計
遠行勞頓，中氣陷濕
補中益氣加車前，以柏滋腎丸三錢

伏
脫力傷中，濕迫下注，而為小溲淋濁
補中益氣加麥冬 車前

成
肺腎交虛，欬嗆痰多，納減喘息，並經見紅

淋濁尿血

夢遺虧之乃漏卮之崩也理之不易

沙參　杞札　甜杏　神　杜仲

麥冬　牡蠣　貞　芍　熟地

溲

膀胱之間濕熱未淨補下之劑宜緩當先清上中

洋參　貞　鮮斛　杏仁　蘆根

牡蠣　茯神　[illegible]　茅根　麥冬

三診

無夢而遺腰多困倦脊背兩酸精不化氣

若不節勞靜養恐入虛勞一途調理不易

枸杞子 菟丝子 山药 麦冬 熟地
鹿角 茯苓 杜仲 骨脂
四诊 左归丸 六君子丸

淋沥尿血

遺精滑精

戴 真陰不足，龍相失潛，浮熱內蘊，夢遺精滑，將來以免剝為是。

熟地 夕利 龜版 遠志 棗仁 澤 丹皮 杳筋 神 桑螵

范 真陰兩虧，龍相火炎，心腎不交而為遺精。

熟地 龍骨 牡蠣 神 龜版 桑螵 棗 遠志 柏

三徐 熟地 龍 牡 神 桑螵 龜版 遠志 棗仁

朱 淋濁之後，精關不固為滑。

遺精滑精

熟地　金櫻　覆盆　骨脂　牡蠣
芡實　兔絲　山藥　洋參　線魚膠
弍診　擬養肝腎以化濕熱方
熟地　知母　車前　黑梔　丹皮
龜版　黃柏　牛膝　萆薢　茯苓
三診　大補陰丸　猪腎丸　和勻　每四錢　米飲湯送
陸　隱疹并發不已風邪濕熱交蒸心悸腹痛夢遺
嘈雜肝腎內虧而心腎不交也

天王補心　虎潛丸　二方

陳　淋濁經久精關不固浮火内燒寖致遺精恐入勞怯

遠　熟地　龜版　川柏　參

覆盆　兔絲　白薇　車前

俞　操勞過度心腎失交而爲精關不固

洋參　元參　生地　麥冬　茯神　龜版

丹皮　骨脂　天冬　棗仁　遠志

式訴　人參固本丸　劉松石豬肚丸

遺精　滑精

陈 先天肝肾不足比年夢遺精滑
洋参 麦冬 丹皮 茯苓 山药 石斛
生地 龟版 骨皮 茯神 远肉
式診 参须 生地 天冬 怀药 稿须
麦冬 云苓 炙草 红枣 熟地

谢 左 夢遺精 心肾不交
西洋 龙 螵蛸 龟版 线胶
熟地 杜 茯神 兔丝 莲须

談，陰虧，火炎而為喉痹，溺熱下注，夢遺淋濁宗

丹溪先生法，大補陰加山梔、丹皮、草梢、麦冬、車前

宗。心腎不交，溺熱內蘊而為夢遺，遺滑便溺

此病後得之，不易取痊

洋參　茯神　遠志　萸肉　牡蠣　山藥

白朮　茯苓　炙草　丹皮　肉果　湘蓮

身氣精兩虧，肝脾雙補

人參　於朮　云苓　天冬　菟絲

遺精　滑精

山藥　澤瀉　沙苑　脊筋　熟地

脈細數下注黃遺淋濁敗精塞結於大腸且橫暗之患

碧玉散　歸尾　黃柏　萆薢　韭菜十七粒

清靈丸　牛膝　丹皮　延胡

又乏夢遺滑濇精關氣

小三才合大補陰加桑螵蛸　牡

元參　黃芩

白芍　蓮鬚

疝氣

沈 寒從下注成疝，少腹痕引睾丸

桂枝 延胡 川楝 查炭 橘核 小茴 帰尾 吳萸

式診 川楝 橘核 青皮 茴香 黑梔 牽牛

延胡 查核 兵榔 荔核 帰尾

三診 橘花 新絳 山梔 鬱金 青丹皮 葱管 橘核

四診 疝久不消，寒從化火，口中乾苦，舌白苔黃，治以苦辛宣泄

疝氣

川楝 青皮 萆薢 栝蔞 云苓
青、 竹茹 木香 通草 黑梔

素腎陰內虧寒邪易侵為疝氣脹發為小便不利
濟生腎气丸 每服[illegible]

施
寒濕下注偏疝囊腫
肉桂 荔核 茴香 車前 牛膝 橘核 青皮 苓 炒

李
寒濕下注厥陰少腹疝瘕作脹連脅則為嘔
左金 延胡 雲木 桂心 澤瀉 荔核

苏梗 川楝 青皮 白芍 茴香 赤苓

弍診

桂枝 青皮 丹皮 泽泻 冬朮

陳皮 白芍 黑梔 石斛 左金

陸

寒湿下注睾丸偏墜

蒼朮 木香 橘核 查炭 芦巴七分

茴香 荔枝 桂枝 茯苓 苏叶

紀

湿鬱氣滯睾丸脹大

蒼朮 香附 黑梔 查炭 苏梗 苓

疝氣

焦曲 川芎 橘絡 澤瀉 青皮

舒 寒濕下注右偏疝墜久恐濕寒化火而癃脹之患

柴胡 青皮 黑梔 川楝 蒼术

蘇梗 丹皮 橘絡 白芍 延胡

屈 濕火下注寒邪外鬱而為疝墜囊腫少腹脹脊痠楚

蘇葉 青皮 荔核 歸尾 川楝 延胡 楂核 苓 檳榔 木香

項 狐疝忽散忽聚由於厥陰氣滯

紫蘇葉 桔梗 蒼朮 佛手 官桂 荔枝 青皮 范曲 香附

兼風是外侵厥陰之氣失於疏泄睾丸脹大法當溫

通疏散

香附 川朴 官桂 桔梗 青皮 桂心 荔枝 荊芥 赤苓 蘇葉

視脈疝由于肝經疏泄失司加以操勞過度思聚思

散時上時下已五六年是以益大況濕之疾恐難全愈

宜宗仲師法

大蜘蛛三十枚入鍋焙 風干為末 上肉桂刮去粗皮為末和勻 白蜜為丸服

疝氣

日點心服五分 淡薑湯送下

梁 寒濕下注右偏疝墜

桂枝 蘇葉 青皮 橘核 木香 荔核

金鈴 香附 茯苓 茴香 胡索

杜 風邪濕熱逐陽明竄入厥陰成疝以致睾丸偏脹

微有寒熱宜先疏解

紫蘇 青皮 桂枝 茴香 荔核 薑衣 左金

柴胡 橘核 當歸 赤芍 查核 焦曲

院 肘脚背三陰不足疝氣沖逆作痛崖浮宗仲師法

金匱腎氣丸去味加卄 青鹽 牛

二診 熱地 巴戟 龜版 茯苓 白芍 青鹽

蓯蓉 肉桂 鹿角膠 神 炙草

三診 真元合應虞加河車 云苓 兜然 山藥

因少腹瘕聚攻逆作痛 厥陰氣滯然、舉發

左金 延胡 川楝 玫瑰 蘇金 烏梅 神 芍 炙草

淺師 芍六君丸 左金丸和勻 米飲湯送下

疝氣

交 脈

監交腸而來先少腹痛後溺血今則糞從小便出
集羅之棘手

阿膠 條芩 生地 木通 車前 草稍 米花 丹皮 小薊炭

復
阿交 歸 車前 黑梔 淡芩 青連
生地 白芍 草稍 丹皮 木通

交
脈

痔血腸紅

禀童年痔血陰虧而濕下注也

洋參　知母　川柏　川貝　龜版　生地　女貞　丹皮　地榆　柿餅

因濕熱風燥四氣相乘而為痔血

防風　槐米　於朮　地榆　柏炭　歸芍　苓　丹皮　生地

宗濕熱下注痔血點然々

蒼朮　黃柏　麥冬　地榆　草薢　赤苓

防風　丹皮　豆衣　槐米　茅根

痔血腸紅

朱 脇風四年肝脾兩傷三瘧之後納減形瘦骨蒸
甚之今主以和肝運脾不易速痊
白芍 云苓 半夏 廣皮 歸炭
炮姜 沉香片 炙草 白朮 烏梅炭

復 黨參 丹 當歸 冬朮 荷蒂 首
綿芪 柴 陳皮 炙草 風米

楊 飢飽勞役內傷肝胃脘痛寒熱大便下血法當益
氣和中以分陰陽宗東垣老人法

黨蔘 冬朮 升柴 歸身 陳皮 木香 炙艸 黃芪

金 勞傷肝脾統攝失職血隨便下困倦納減久延恐成脹滿

黨參 炮姜 冬朮 升柴 歸身 荷蒂 地榆炭

凌 水泛歸脾丸 每晨服三錢 桂圓湯送下

沈 肝脾兩傷統藏失職腹笥膨脹血溢下溢五旬以外之

辛 遵嚴氏濟生法調治

黨蔘 冬朮 茯神 阿膠 木香

綿芪 炙附 遠志 棗仁 當歸

痔血腸紅

杜 陰虧體質濕火下注大便下血小溲淋漓治以養陰清
泄 生地 知母 槐米 黑梔 萆薢 石斛
龜版 川柏 地榆 丹皮 車前 腹

陸 久患腸紅大便數溏肝脾兩虧腸澼腹脹有中滿
之虞擬之服易
黨參 芪 歸身 神 棗仁 遠志 炙草 於术 淮藕

張 糞後腸紅以為遠血
黨參 芪 於术 歸身 遠志 棗仁 神 炙草 柿餅炭

疲 勞傷經絡 火從下血 兩腳作痛
生地 蒲黄 丹皮 歸身 瓜絡
槐花 新絳 炙草 白芍 阿交
朱 休息久利 肝脾兩傷 血不歸經 逆從下血 溼兼氣滯
未清臟補之劑緩投
石斛 米仁 丹皮 苓 橘白 貝 玫瑰露 薺菜花 芍
式 診 利雖止 氣未和 防從浮腫腹滿
鬱金 瑰露 苓 芍 貝 石決 霍斛 丹皮 穀芽
痔血腸紅

三診

洋葠　茯神　棗仁　鬱金　霍斛
麥冬　白芍　阿交　瑰露　稻須

瘀血以下行為順，今逆大便而出，亦佳象也。氣血新生之血以滋養臟腑，則不能勃茂調達，此所以夜不安寐，背脊骨痛，大便維艱，見證耳。

熟地　歸　杞子　牛膝　茯神　狗脊　龍眼
肉桂　芍　菟絲　霞膠　遠志　蓮蕊　藕節

弍診
肝腎陽虛之體，偶感新寒，納穀不化而為下泄，先以

溫煦和中一法

党參 附子 炙艸 冬朮 云苓

炮姜 肉桂 砂仁 蘇叉 陳皮 沉摩冲

季風癖多年積瘀下行溢大便出腹漸膨滿脉濡耎

大便不實法以兩和肝脾 歸脾湯

其腸風便血之後脉象弦數搏指大便不實虚浮氣短

法當兩和肝脾

歸脾加首烏 卷柏炭

痔血腸紅

麻　陰陽俱傷，血上下溢，急宜從柔溫煦肝為最

潞參　龜版　肉桂　山藥　炙草

鹿角　阿膠　熟地　肉果

陰濕丞風燥，血氣相乘而為肛痔下血

大補陰合槐角丸去芩　加雲朮　芍　柿餅

貳診　前方去柿餅加薺菜花

三診　洋參　鮮斛　丹皮　椿白　當歸　紅棗

白芍　茯神　瓦楞　川貝　穀芽

四診 美師斛去遠志 木香 甘草 青棗加藥 阿交芍

五診 車前 棗仁 師 牛膝 茯神 貝

遠菟 麻仁 芍 陳皮 鮮斛 穀芽

六診 三才加於朮 菟 山藥 茯神 白芍 炙草

黨參固本加洋參 阿交 龜交 菟 山藥 杞子

七診 兔絲 鹿角膠 茯神 白芍 草 黑棗 龍眼

痔血

血瘀

賈　勞傷瘀阻大便色黑若蓄不行須防積塊脹滿

生地　歸　山萸　丹皮　澤瀉　車前　童便

肉桂　芍　山藥　茯苓　牛膝　藕汁

趙　勞傷動怒以致蓄血先大吐風瘀因而脘痛脇脹

然而新者復瘀所以隱痛復熾也宜宗金匱法調理

西昌謂勿以黃芪補之此言良是

製軍　當歸　女貞　香附　鱉甲　鮮地

血瘀

牛膝 丹皮 丹參 瓦楞 童便 藕汁

脱肛

萎久利休息近瀉脱肛气虚下陷肠臟失固也

党参 炙芪 升麻 赤石脂 於朮

炙草 地榆 粳米 粟壳 白芍

瀉中虚气陷利瀉脱肛

党参 炙芪 升麻 當归 炒防風

炙草 陳皮 柴胡 於朮 乾荷蒂

章 勞力傷中氣陷脱肛溼火下注血淋甚涌

脱肛

炙芪 冬术 車前 龜版 川柏 脊髓
生地 升麻 澤瀉 牛膝 知母

危
利愈百日腹氣善痛左腳腿後廉後重墜、陰處
氣陷也 党參 升麻 山萸 炮姜 熟地
柴胡 甘草 鹿茸 白芍 當歸

江
利久中虛氣陷而為脫肛不收
党參 歸 冬术 升麻 炙草 臟連丸五
炙芪 芍 陳皮 柴胡 車前

後送將脾丸二錢　柿餅乙只　燒湯送下

脱肛

自汗盜汗

虛　衛陽下固惡寒自汗濕家風邪發熱頭脹

桂枝　防風　炒淮麦　姜衣　半夏

苓皮　茯神　当　炙草　紅棗

濕　勞倦傷中營衛失調又感風邪寒熱似瘧擬宗

東垣老人法調理

洋參　陳皮　冬术　歸　柴　姜衣　炙草　紅棗　黃芪

三診　歸脾丸　每朝　服

朱 汗出如珠，坐卧喘促，欬嗆脉亂，勢防厥脱

熟地 當歸 半夏 淮麦 蛤壳

五味 茯苓 麦冬 炙草 陳皮

楊 胃虚求助於食，故易饑，表虚腠理不密，為自汗

病以得之，法當和中，以調營衛為治

党參 防風 於朮 歸身 稲根

棉芪 石斛 小麦 白芍 紅棗

百合三消

顯

百合者百脈一宗悉致其病也

生地 知母 粳米 白芍 茯神

麥冬 滑石 柏子 鷄子黃 百合水

渡

党參 生地 茯苓 蛤殼 粳米 百合

麥冬 白芍 霍斛 川貝 鷄子黃 薇露

郭

農人積勞困倦廿火交爲壯耐食而瘦煩渴引

飲此爲三消重症

百合三消

洋参　天冬　霍斛　荷叶　生草

熟地　黄芪　白芍　花粉　茵陈

癮疹

梅　見風夾濕隱疹不透面浮唇腫法以疏散

羚角　荊芥　赤芍　赤苓　牛蒡

蟬衣　丹皮　蒺藜　佩蘭　連翹

陸　風濕合邪癮疹並發

羚羊　萆薢　赤芍　云苓　貫

首烏　丹皮　夕利　陳皮　荊芥

高　風邪夾濕癮疹不透

癮疹

蒼术　牛蒡　范志曲　赤芍　棉絲　芦根
荊芥　防風　蟬衣　丹皮　生草

盛　疹點不透，寒熱欬嗆，溫邪鬱伏也，辛涼宣解為主
羚角　牛蒡　杏仁　甘草　芦根　青皮
蘇梗　元參　川貝　丹皮　瑰露

林　癮疹不透，腹脘作痛，上逆為嘔
荊芥　牛蒡　川朴　芦根　丹皮
枳殼　杏仁　赤芍　防風

身癮疹發而不透風熱留戀太陰而為欬嗆半年已併防紅疕復發

荊芥　蟬衣　杏仁　米仁　瓜子　枇露

防風　杏叉　貝　元參　款冬　炙艸

鍾　伏風入營癮疹不透

荊芥敗毒全方加羌膏

癮疹

怔忡

素心肝營虛肝風動躍痰火擾亂神明為蒙久恐怔忡途

洋參 茯苓 生地 茯神 石決

棗仁 遠志 白芍 龍齒 桂元

復丸方

洋參 枸杞 棗仁 甘草 桂元 河車

生地 黃芪 白芍 茯苓 兔絲 石決

阿膠 天冬 遠志 龍眼 茯神 為丸

怔忡

陸 肝肥鬱火挾痰上擾以致心腎不寧久恐延成怔忡

洋參 竹茹 遠志 柏仁 廉珠 以速一分炖冲

生地 茯神 甘草 棗仁

陳 中虛氣鬱痰火易升久恐延成怔忡症

洋參 云苓 半夏 遠志 瓦楞

懷花 陳皮 棗仁 竹茹 于术

朱 操勞過度心肝營虛悸鬱不舒肝陽上逆若不

開懷恬淡恐延怔忡重症

洋參 於术 茯神 石決 棗仁 遠志 芍 龍眼

復天王補心丹 歸脾湯

得心脾肉鬱膽胃不和善恐欲驚者則廿寐前矣

痰火為患也防成怔忡

洋參 遠志 半夏 竹茹 生牡 秫米 濂珠粉

茯神 棗仁 陳皮 枳殼 麥冬 膽星

邸

脇仁脘脹心驚內鬱而為心中悸宕夜灼灼廿寐氣衝

耳鳴頭旋目眩真是風陽上擾也

怔忡

洋參 石決 丹皮 女貞 茯神 杞米
川連 生地 芍 旱蓮 竹茹 薇露
驗經與氣滯醞釀為痰以致神思不清欲成怔忡之
怔忡重劑所能見功
白金丸 越鞠丸 各半 和勻每晨服 梅葉薇露送
高心肝鬱火迫扶風痰上擾防成怔忡
黃連 胆星 茯神 棗仁 當歸 二元地
石決 丹皮 遠志 白芍 青果

夏　積勞驚恐心神不安加以痰火上擾而為徹夜無
寐防風怔忡
二原地　半夏　竹茹　茯苓　棗仁　陳皮
枇杷葉　秫米　龍齒　茯神　遠志　灯心

蔡　心營不足痰火上擾而為少寐驚悸多語健忘
漸成怔忡　十味溫胆　用黨參　加建蓮

毛　肝胆鬱火夾痰上擾神明為歘徹夜無寐漸入
癲癇之途
怔忡

石斛　半夏　只壳　蒌根　生廉珠
竹茹　陈皮　茯神　丹皮
鉢心胆受痰火扰乱神明，为蒙痴癫之象病
断难不易除根
川连　麦冬　远志　半夏　廉珠
生地　茯神　竹茹　陈皮
郭　痰火上扰神明，为蒙语言错乱，将成癫病
羚角　生地　茯苓　半夏　竹茹

川連 只實 茯神 陳皮 甘草

復診方 去乾薑 茯苓 加遠志 杞葉

因肝胆木火挾痰上擾為神志不寧妄言錯語漸成癡

癲之症

川連 茯神 半夏 甘草 遠志 鉄落

竹茹 棗仁 陳皮 只殼 胆星

花癡 悲內傷菖夾火擾亂神明而為狂癲

川連 石決 竹茹 茯神 鉄落水

怔忡

羚角　陳皮　半夏　棗仁

樊　暈厥將至必先肢麻將醒則汗出如淋驚悸健

忘又發廿痳悠成怔忡

洋參　生地　石決　丹皮　芍　竹茹　霍斛　神　炙草

查心肝營虛肝風動躍痰火擾亂神明之為蒙久恐怔忡

一案　洋參　遠志　棗仁　生地　茯　芍　神　龍眼　石決　杞

復丸方

洋參　阿膠　茯　棗仁　遠志　竹茹　石決　神　河車

生地 杞子 天冬 当 茯 於朮 兔絲 龍眼 丸方

陸 肝膽鬱火挾痰上擾以致心腎不寧久恐延成怔忡
洋參 生地 竹茹 神 遠志 茯 柏仁 棗仁 濂珠 下沉 炒

朱 操勞過度心肝營虧悒鬱不舒肝陽上越若不
甯恬恍惚
洋參 丹皮 神 石決 於朮 龍眼 遠志 棗仁 当

凌 神識時清時昏喜笑怒罵不常脈象弦滑啓干
痰火癲癇之象平素哮喘數數舉發痰欬嗽不暢
怔忡

痰吐如膠因議安神滌痰降火開鬱一法

生洋參　竹茹　棗仁　連翹

生石羔　白蒺藜　鮮斛　茯神　羔根

加地粟四個去泥芽　海蟄漂淡　另服白金丸用鹽橄欖湯下

霍　肝胆鬱熱夾痰火將成癲癇之厄

黃連温胆加棗仁　遠志　當歸

虞　心悸舌辣悲傷欲哭臟躁也宗仲師法

洋參　麥冬　棗仁　淮麥　麻仁

阿交　生地　茯神　炙草　大枣

若憂鬱憤懣氣亂於心營不足痰火擾動將成癇

癇之症不可忽視

二　元地　棗仁　茯神　白芍　紋銀

麥冬　遠志　菖蒲　石決　鬱金　玫霸磨

復

蓮心　淡豉　黑梔　茯神　鬱金　琥霸磨

麥冬　鮮地　丹皮　燈心　紋銀

三診　心中懊憹不寧以致徹夜不寐不但痰火上擾神

怔忡

明必兼溫邪夾濕也

溫胆加黑膏　陳香　梗　丹皮　青果汁

变風痰上擾神明爲亂防癡癇之慮

羚羊溫胆去竹　加枳殼　南星　遠志　棗仁

痙癇瘛瘲

石 痙厥瘛瘲交見而發脈象弦細形瘦肉削此由母腹中受驚所致現之病不發時以血肉有情溫養調理一交春再商

河車大造丸 清晨臨卧各服三錢

柯氏以爲柔痙養血爲先須防角弓反張

羚角 石決 桂支 獨活 當歸 炙草

生地 勾勾 桑芽 川貝 白芍

痙厥瘛瘲

頂風癇痙厥角弓反張目背舒日久加以食滯經中

而為火使不行攻補兩難厥脱可慮

羚羊　半夏　陳皮　苓　鈎勾　桑枝

參須　訶藜　枳殼　牡　白芍　石斛

周柔痙屬肝血虚風熾恐難除根

熟地　芪　歸　鈎鈎　石决　牛膝

炙艸　神　芍　秦　夕利

後肝厥癇痙內熱汗泄撒表肝陰以化風陽

洋參 羚角 玄衣 白芍 貝母
生地 石決 茯苓 淮麥 橘絡
督陰虧而虛風痰擾動而為痙瘛瘲數數舉發
羚角 石決 洋參 鈎鈎 半夏 茯神
天麻 丹皮 白芍 青蒿 陳皮
慮驚則氣惱風痰上擾為舌謇不語
党參 半夏 茯苓 蠍尾 竹瀝 菖蒲
於朮 陳皮 竹 胆星 紋銀
痙厥瘛瘲

莫、桑痙汗多角弓反張宗古人以益養營血為主

化痰定風宣絡

洋參　歸　鉤、　天麻　桑支　竹瀝

生地　芍　石決　羚角　丹皮　姜汁一滴

經時邪兩痰汗出既多傷為桑痙角弓反張肢益應

瘧不寧神識時昏時清兩目直視牙關緊閉面色

怫鬱虛風大、動矣奈何備撤益腎養肝為滋水制

木陰　洋參　式地炙　霍斛　神　石決、丹皮　炙草

長 痞病發屬在母腹中受驚所致不易除根

河車大造丸 鹽湯送下

裘 幼年癇厥已長而發服大補不可

河車大造丸用党參 麦冬 五味 建蓮 四味煎湯送

繆 驚風鈎引筋脈懸症況癇之疾豈能速効

党參 炮姜 熟地 炙芪 故紙 肉桂

冬朮 炙草 當歸 杞子 桃肉 萸肉

凌 白金丸 二陳丸 和勻每服三錢用洋參一錢 麦冬一錢 蓮心七粒 青果三个 煎湯下

痙厥癇症

干

風痙瘈不易除根 厥

每朝服當歸龍薈丸三錢 晚服半米飲湯下 先服十日 接服滌痰

六君丸五兩錢 白金丸三錢 和勻乙錢 薑湯下

鮮

心火肝陽夾痰升擾為痙為病厥數、舉發款

經數載不易除根

羚羊 生地 川連 牡蠣 橘半 竹茹 只壳 神 遠志

接服 早服白金丸三錢 晚服天王補心丹三錢

疢

厥陰氣火並夾風痰而為病痙數、舉發不易除

枳殼 半夏 温胆 加 [沈遠] 牡蠣 首烏 [丹參] [黑棗] 竹[鈎]

宗新[寒]鬱遏氣滯中阻肝胃不和起見先當脘脹至今[鉅]畢發以後神蒙譫語二便不通調清當温開倖得厥回神清為吉

蘇合香丸兩粒 陳[姜瀝]廿許 佛手露 [杞]露 玫瑰露 薔薇露

又每分晝[夜]兩次燉温服

痙厥[癔痙]

紫来堂方案

②

内傷頭痛

丁右　春升木旺肝陽升動復感風邪寒熱頭痛先天薄弱

軀須以養陰清泄

羚羊　生地　丹皮　茯神　蔓荊肉　桑叶　杞葉　竹

宣右　肝陰不足心營復弱驚悸善恐嘈雜少寐脈象

細叔易於火升目視模糊頭痛升巔係風陽不靖潛虛

生地　霍斛　蒼耳　女貞　玄衣　桑芽　沙苑　石决　甘菊

青右　厥陰陽明風陽上繞而為頭痛嘔惡甚則防厥　素虛

内傷頭痛

視 羚角 杭菊 石決 苓 半夏 陳皮 芍 鈎〃 竹

鄧右 頭風痛連腦 肝陰不足而內風上擾也

羚羊 生地 石決 丹皮 女貞 料豆 菊瓣 桑芽

郁右 崩漏之後 肝營虛 風陽上擾 眩暈耳鳴 治以潛

陽益陰法

於朮 石決 石斛 龜版 芍 料豆衣

生地 丹皮 苓 牡蠣 鈎〃

復 擬調和肝脾以化痰濕

黨參 於朮 苓 草 橘半 砂仁 木香 歸身

單右 肝陽內鬱風陽上擾頭痛引及腦後遇熱則發
之奉法擬養陰熄風一法

生地 石決 料豆 石斛 丹皮
阿膠 鈎鈎 白芍 茯神 菊花

接服七寶美髯丸 天王補心丹

杭
左頭風巔頂作痛右目翳障喪明脈來弦勁化
風上擾也六旬以外之年 法當滋水養肝

內傷頭痛

生地　鈎〻　龜版　神　菊炭

石决　料豆　白芍　杞子　磁石

洪右　諸風掉眩皆屬於肝

羚角　生地　石决　鈎〻　神　許孩　芍　丹皮

邑右　肝陰不足風陽上擾而爲頭痛目眩

羚羊　生地　石决　鈎〻　豆衣　芍　丹皮　菊炭　藕節

諸右　營陰不足腎火內蒸寐則盜汗煩熱口渴而脘

腸脹向氣機不能流利也

香附　貝　当　神　淮麥　石决　女貞　炙艸　南棗　稻叶

復　養心脾之陰以靈其而安神志法

洋參　於朮　神　熟地　棗仁　龍齒　淮麥　丹參

左右肝陽上越耳鳴眩暈頸項抽掣引及巔頂形偉痰

盛气塞窒近類中之候

羚羊　生地　石决　丹皮　滁菊　於朮　半夏　勾勾　稻叶

復　擬和肝益胃泄風化痰一法

生地　阿交　麦当　石决　勾勾　夏　滁菊　丹皮　稻叶

内傷形痛

湊丸方

洋參 生地 杜仲 芍 丹皮 女貞 於朮

阿膠 麥冬 夕利 參貝 甘草 石決

石斛 鈎鈎 料豆 穀芽 四味煎湯代泛丸

右乃失血之後肝陽升動而爲巔頂作痛

羚角 桑葉 白芍 生地 淩花 辰砂

石決 丹皮 山梔 鈎鈎 藕節

素右肝腎兩虧虛火上擾爲頭旋腦痛目眩耳鳴

洋蔘 石決 狗脊 白芍 鹿膠 桑枝
首烏 丹皮 沙蒺 牛膝 法夏 金柑

鈕 肝陽化火夾痰上擾而為頭旋目眩防仆跌類中

復 党參 首烏 石決 半夏 金斛 炙草

復 於朮 茯神 鈎鈎 陳皮 竹茹

復 七寶美髯丹 每日早 鹽湯送下

龔右 肝風夾痰上擾而為頭旋目暈
洋參 石決 二陳去草 鈎鈎 白芍 首烏 竹茹

內傷頭痛

程左　勞傷脘力肝陽化風爲頭腦作痛上引巔頂

黨參　石决　苓　丹皮　蒺藜　歸須

首烏　鈎勾　芍　料豆　石斛

稽右　頭痛上引巔頂血虛風動也

首烏　歸身　甘菊　豆衣　石斛

生地　杞子　勾々　神

刑

心肝營虛肝陽内旺虛陽化風充斥上下遊行經

脈

此所以頭眩耳鳴肢體動搖肉瞤驚惕腰腿痠

欽也脈來得平素六陰今則微次於大精氣神不充欽
藏之根怡情調養當加意於藥餌之先
黨參 天冬 於朮 龍 棗仁 炙草
熟地 黃芪 白芍 牡 茯神

滑
肝脾鬱火兼夾風邪而為右偏頭痛牽引牙頰
羚羊 黃連 石決 神 桑枝 丹皮 勾勾 草 薇露

裴
目疾愈之後眩暈耳鳴心中悸宕先養肝陰
洋參 白芍 阿膠 石決 神 炙草 二至丸 荷枝
內傷頭痛

陸　頭痛上引巔頂，兩目暗而無光，時厥

首烏　桑葉　穭豆　丹皮　芍　甘菊　玉衣　神　勾勾

榮　肝陽不息，虛火內動而為眩暈，欲厥，未可猝忽視之

洋參　石決　丹皮　川楝　玉衣　柏皮

首烏　白芍　茯神　鉤鉤　川貝

陵　擬扶正養陰，和肝化風法

參須　石決　拮札　川貝　鮮霍斛

白芍　茯神　夕利　丹皮　鮮穀芽

翁 外風引動內風，兩目眩脹，耳鳴，心中悸宕，營陰內虧，宜和肝化風之劑

二元地 桑叶 帰 茯神 女貞
羚角 丹皮 芍 石决 豆衣

荀 偏頭風痛，由於操勞過度，肝陽升擾所致，恐害目

桑丹 首烏 石决 夕刺 芍 女貞 鈎鈎

凌 頭風痛入腦項，須防上升巔頂

桑葉 首烏 甘菊 芝麻 夕刺 豆衣

內傷頭痛

丹皮　當歸　金斛　女貞　石决

三診　党參　石决　歸　扎子　丹皮　茯神

熟地　玉衣　芍　甘菊　女珍　苧麻

羊　右偏頭痛牽引牙齦微有寒熱風溫襲絡也慎風

忌口為妙

防風　夕利　連喬　桑　甘草　佩蘭

牛蒡　[illegible]　天虫　丹　青皮

於　左偏頭風作痛久久恐防失明

羚角　石決　桑叶　金斛　芝麻
首烏　鈎〻　丹皮　夕利　茯神

惠　肝風上引巔頂以後厥陰部位去則防厥
首烏　鈎勾　歸　女貞　茯神　薔薇露
石決　丹皮　芍　料豆　穀芽

甄　瘧潰腠泄血虛防風為左偏肝風腦抽掣作痛
不易全痊
荊防　歸芍　夕利　細地　淡豉　料豆　桑皮　芝麻
內傷肝痛

牙齦牙宣牙痛

何

肝陰虛虛陽動風癖齗近因雜癸水先期而止據述色紫稀少十五年來未得孕育牙宣滲血口舌乾燥是不獨營分失宜而肝腎兩經久津液亦虧矣

洋參 生地 河車 麥冬 粟丹 霍斛 芍 朴 薏苡

朱

少陰不足陽明有餘而為牙齦血溢蓋陰氣素虧之係經停二十年不止少腹作痛大便堅燥脈象弦數不靜切恐再齦風波擬宗張氏玉女煎意

牙齦牙宣牙痛

石羔 生地 牛膝 麦冬 知母 側柏 霍斛 茯神

二診 脉進玉女方後牙衄幸而未已惟心中悸宕兩目作嘈徹夜不寐神情疲乏乃肝氣未平胃气不平之懟擾呀

又復 生地 石羔 牛膝 石決 棗仁 薇露

麦冬 知母 霍斛 茯神 當歸

三診 火之炎於上者稍降陰之虧於下者復損仍滋填生脉須炙

洋參 石決 阿膠 鈎鈎 棗仁

生地 夕利 白芍 茯神 柑皮

四診 拇側從拇墳喉痛斷適仍從貫意加濟尚背心反

壞 洋參 龜版 麥冬 石決 脊髓

熟地 阿交 茯神 棗仁 丹皮

五診 前属春分神情萎頓心炒々少寐々中驚惕多坐則

腰脊痠軟脉象濡弱舌大便艱燥宜滋肝腎

洋參 夕利 蓮蕊 白芍 茯神 柑皮

阿交 狗脊 柏子 石決 枳松子

六診 經停兩載營虛氣弱才衄大發去歲衄今衄乃衄也衄

牙衄 牙宣一牙痛

以冀益氣和營，慮成倒經重症

人參　生地　麥冬　亳芍　女貞　牛膝

熟地　天冬　丹皮　阿膠　旱蓮　血餘

吳　操勞過度之軀，加以嗜酒，燥陰熱、蒸陽明而為牙衄，脈象六部皆數，越經三日，血之過多，以冀戢寒涼降

犀角　亳芍　石決　茅根　竹茹

鮮地　牛膝　知母　丹皮　薇露

趙　右牙齦宣血絲，流癸水百兩迟，瘦、淋漓去，每午後火升

潮熱天明有時盜汗脉象細數帶下綿綿陰虛血熱治入芳清一途

女貞 鱉甲 青蒿 夕利 湘蓮

旱蓮 丹皮 白薇 功勞 二元地

淩

洋參 石決 白芍 茯神 淩花

生地 丹皮 白薇 石斛 橘絡

封

風火內鬱于齦腫痛色紫滲血發熱口乾法當鹹寒

清泄 犀角消毒用竹連加薄荷 元參 青黛 中白

去翹去宣去痛

萬陽明熱盛上攻而為衄血不止

犀角　黑梔　石羔　柏炭　生牡

鮮地　丹皮　花粉　知母　寶珠山茶

復鮮地　羚角　知母　石羔　山梔　丹皮　麥冬　鮮斛　竹　茅根

復水泛知柏八味丸每用洋參麥冬建蓮肉送下

鼻衄鼻淵

男 廿 陰不足陽旺 值伏熱尚熾 鼻衄大發

鮮地 知母 牛膝 骨皮 荷露

石羔 麥冬 柏炭 生草

復

鼻衄由飲啗而來 肺經鬱熱內熾也

桑骨皮 草 杏貝 原斛 柏炭 青黛 茅根

復左 真陰素虧 伏熱內熾 鼻衄脈數 口乾 擬鹹寒清

降 犀角 鮮地 知母 丹皮 茅根

和衄方 宣方 膚 鼻衄淵

石羔 麥冬 赤芍 柏炭 山茶花

錢

營虛血熱欬嗽見紅

元參 鮮地 粟丹 牛膝 麥冬 川貝 杏仁 生草

復 營虛內熱鬱熱傷絡血溢上竅而為見紅

鮮地 麥冬 知母 山梔 柏炭 藕節

石羔 牛膝 骨皮 丹皮 生草

新 左脈熱逼營見紅雖止營陰未斂姑以清化

生地 鱉甲 丹骨皮 荊芥 夕利 黑梔 石斛 功勞

汲
陽明風燥內迫於營形脹口渴鼻衄大發擬清營化
主法
鮮地　荊芥　麦冬　丹皮　生艸
石羔　牛膝　知母　花粉　茅根

復
鼻衄之後營虛風眩
洋參　熟地　阿交　牛膝　石决　為主　衣　鈎鈎　藕節

邴
右任鼻衄潮熱身熱勢此陽明之邪內逼於營也
犀角　蒿梗　竹葉　連翹　鬱金
鮮地　丹皮　連翹　黑梔　茅根

鼻衄鼻淵

痰臭欬已止是熱漸化而氣分之邪尚見留戀所以脇痛
胸痞欲欬不暢也
葛根　欝金　通草　苓　只壳　陳皮　貝　枇叶　稻叶

麋　風溫夾濕熱交蒸欬嗆屢經臭欬宜清肺胃
羚角　芦根　鮮地　杏　貝　甘桔　杞子　苓　茆根

松陵害内熱臭欬并發
青蒿　鱉甲　丹皮　芍　苓　貝　女貞　旱蓮
片肺胃欝熱熱欬嗆臭欬已去盈蓋盤盆活以識寒

羚角 鮮地 芦根 丹皮 青黛丸 柏炭
石羔 黑梔 連翹 生草 赤芍

復

鼻衄已止舌絳色淡宜泄肺胃清泄
羚角 鮮地 芦根 老 石羔 知母 連翹 側柏叶 茅根

殷

風邪閉肺鼻竅窒塞涕出濃黃清肅清泄

王

風邪傷肺痰濕留戀鼻塞欬喀半載不痊慮宜固
欬見紅 紫菀 蒼耳 竹茹 杏仁 桑皮
辛夷 陳皮 貝 米仁 茯苓

鼻衄鼻淵

朱　膽移熱於腦，則辛頞鼻淵

蒼耳　薄荷　辛夷　白芷　蘆根　枇杷叶　杏仁　霍斛　荷露

羚角　蒼耳　藿香　杏仁　蘆根　菊花

復

辛夷　薄荷　枇杷葉　荷露　白芷　茅根

目门

偏右頭風侵竅總貫偏目

羚角 荆芥 蔓子 甘草 當歸

川芎 夕利 後苓 青皮 茶芽

復頭風引腦活以養血祛風防歉

生地 荆芥 川芎 當歸 羌活 夕利 粟丹 草

烏風邪上侵目赤咽乾

羚角 細地 蔓子 蔓荆 生姜 桃叶

元参　桑叶　杏仁　丹皮　芦根

其頭風傷目右已失明近復鼻塞不利當從肺胃宣散

羚羊　辛夷　桑叶　蟬衣　石決

菊花　丹皮　赤芍　黑栀　蒼耳

復頭乱痛稍緩而患處有時麻痒風熱之邪未清

也羚羊　川芎　山栀　桑叶　菊花　石斛

生地　當歸　丹皮　石決　赤芍

巴肝腎陰虛風陽内擾而為目赤流淚内障羞明

熟地　萸肉　麦冬　茯神　夕利　石決

杞子　菊炭　五味　枣仁　白芍

復

鮮地　萸肉　菊炭　茯神　枣仁　石決　夜明砂

杞子　白芍　金斛　夕利　麦冬　五味　四神丸

号右大年肝陰虧之右目久已失明風陽擾動左偏之

目復增脹痛視物模糊恐難保全

潼蒺　首烏　杞子　菊炭　夕利　神　丹皮　烏豆衣

金右肝腎陰虧風陽擾動而右瞳神散大視物模糊老

目內

辛 悲傷失明

熟地 山药 茯苓 杞子 麦冬 另服磁朱丸

萸肉 丹皮 泽泻 菊炭 五味

許 瘄後餘邪留戀肝膽左目瞳神起障視物模糊

蜜夜明 洋參 石決 丹皮 夕利 石斛

首烏 菊花 玉衣 茯神 夜明砂

郝 溼熱薰蒸兩目發赤翳努羞明防成內障

製軍 木賊 菊月 赤芍 丹皮

甘草 川連 生地 黑梔 決明子

班 肝火鬱結，復感暑風，牙瘧起見，續發眼淌秽歆蒸，腮穿潰，先以普濟消毒一法

普濟消毒去薄荷 連翹 板藍根 加菊叶

仰 勞傷肝脾，腹脹夜甚

天生朮 柴胡 當歸 砂仁 只殼 姜衣

木賊草 白芍 炙草 茯苓 麥柴

月内

秋　耳門

肝膽氣鬱風陽易於擾動兩耳作鳴甚至失聰

心中嘈襍淺不能言當以滋填涵養爲主

參須　白芍　杞子　女貞　龜版　熟地　龍眼

石決　元衣　阿交　茯神　棗仁　遠志

仲　口苦咽乾兩耳窒聽寒熱往來邪鬱少陽也

柴胡　黃連　只殼　赤芍　生草

黃芩　竹茹　陳皮　姜皮　杷露

耳門

伊　濕熱氣滞痰阻而為耳鳴重聽

桑叶　海石　神　半夏　鷄距　石決

夕利　茯苓　遠志　陳皮　金斛

宫　聤耳之後積膿未淨聊志失聰宜滋補肝腎

洋參　天冬　白芍　山药　丹皮　胡麻

生地　萸肉　茯苓　澤瀉　磁石　柿餅

又丸方

洋參固本合六味地黄加三夂阿交　人三八兩、遠心　三包柿餅炒二米弋水

牧

肝火濕熱蒸耳鳴作脹

首烏 石決 桑葉 丹皮 菖蒲

龜版 豆衣 芝麻 遠志 夕利

耳門

肩臂痛

陈右　血虚不能荣养筋骨，肝风夹痰入络，而为两臂痹痛，難於舉動屈伸。

首烏　羚角　鈎〻　归　阿交　貝

洋参　桑枝　茯神　芍　云苓　另服指迷茯苓丸

山九　風温夹痰流入肉裏而为肩臂之痠楚

羚羊　竹瀝　半夏　加皮　米仁　指迷茯苓丸

桑枝　苓　橘絡　瓜絡　夕利　用陈姜汁許送

肩臂痛

孫 勞傷脫力絡痹失宣為右偏肩臂掣痛

蘇梗 紫菀 赤芍 陳皮 於朮 藕

桑皮 姜黃 當歸 元參 甘草

腹痛

東腹痛繞臍推按防厥

青皮丹　石斛　芍　川楝　延胡　首　黑栀　查炭　烏梅丸蒸湯下

痰陽邪陷入陰經而為腹痛肢清宗四逆法

柴胡　枳實　芍　草　查炭　青皮丹　首　九金　石斛

宓寒從下注厥廿、腹繞臍作痛

桂支　芍　蘇叉　於朮　歸　茴香　楠核　查炭　青皮　卷

蓬勞傷脫力見紅咳嗆腹痛從虛建中為主　腹痛

吳右　归芍　饴糖　桂支　姜炭　黑枣　苓　党参　紫菀

脐右痛在少腹，绕脐上逆，则泛泛欲呕，身热不扬，脉点常。此病目上竄，厥陰見症，非细了也，宜仔细防邪竄入。陰经例用四逆法。

柴胡　只实　云苓　青皮　九金

白芍　吳萸　川朴　查炭　佩葉

仇

肯偏痃阻肺络，胸脇痹痛，寒热往来，以消痃宣络。

夏曲　青蒿　赤芍　杏仁　貝　芥根　七厘散

鬱金 艮須 歸身 蒲黄 桑枝

腹痛

腰痛

寒濕着而着爲腰痛

白朮 川斷 枸杞 甘草 桑枝

乾姜 歸身 茯苓 杜仲 茴香

淩

班龍丸 青娥丸 虎潛丸 和勻

某右肝腎陰虛脈絡失宣爲腰腳痠楚

熟地 阿膠 杜仲 川斷 云苓 當歸 炙草 枸杞

甘

腎虛濕着腰痛爲第五千鈔

腰痛

蒼朮 蒼 炮姜 桑元 以款 狗脊 夕利 杂殼

斜先天腎陰不足因內耗之後惡血內藏而爲脈痛經久

不已 熟地 狗脊 寄生 活必甲 以款 麋膠 杜脈

屬右脈痛不可以俯仰腎虛風寒經所致

桂支 蒼 桑元 米仁 狗脊 桂徑

乳姜 朮 狗活 加皮 夕利

戌 腎害淫著腰脊瘦楚

白朮 干姜 桑支 狗脊 甘艸

茯神 加皮 夕利 杜仲

祖 腎虛晚着腰脊痠痛勞傷脫力之軀溫養脈絡爲先

腎着加歸 木瓜 萆薢 狗脊 桂枝 加皮 續斷

腰痛

經帶

武 經事愆期，來必腹痛，寒熱日晡而已，欬嗆疲羸欬嗆，

積勞憂鬱之軀，每易延成勞損。

炙甲 棗仁 歸 茯苓 杷叶 生草

紫菀 青蒿 芍 生地 香附 藕節

戎 診 悒鬱憂思，肝脾兩傷，入暮寒熱，經事參差，擬

宗局方逍遙加減

紫菀 冬朮 歸 芍 香附 貝 苓 炙草 薑衣

經帶

三診 疊進逍遙方後干咳已止欬嗆惡風頭倦納減

治以兩調肝胃

杏仁 沙參 云苓 山藥 陳皮 紅棗

麥冬 炙芪 貝 扁豆 炙草

四診 肝膽鬱結已止往來從土中泄木一法

柴胡 歸身 黑梔 苓 萎衣

冬朮 芍 丹皮 炙草 紅棗

寸 主交 尺 立 工 [illegible]

調而營衛不和也宗逍遥法

柴胡 白朮 白茯 香附 歸芍 參貝 杜仲 藕節

復陰虚内熱宗清骨法

銀柴 鱉甲 地骨 知母 羚羊 茅根

胡連 秦艽 青蒿 硃神

三診病情纏縛總不外乎營陰内虧氣機鬱塞使然

補不可救也

柴 鬱金 丹皮 貝 石斛 石決 神芍 陳皮 蛻霜

經帶

四診脈證合毋事更張

洋參 丹皮 石斛 香附 女貞

茯神 料荳 石決 鬱金 棗仁

張

數年前病火迫肺而致咯血數數舉發經每先期

而至七年未得孕育帶下綿綿腰痠脊軟不特肺陰之

虛而肝腎兩經每而虧之蓋金為水虛則子失蔭

洋參 生地 麥冬 阿膠 川貝 歸身 山藥 百合

焉干平氣帶蓋虛失潤所以經事愆期也

香附　歸鬚　麦仁　茺蔚子
澤瀉　芍　丹皮　查炭　鮮藕節

復仍以和肝運脾宣絡通經一法
於朮　澤蘭　歸芍　香附　青皮　茺蔚　鬱金　藕節

三診小腹仍痛經仍未來擬宣絡和營以消息之
洋參　紅花　歸　半夏　丹皮　雞血藤膏
鬱金　干姜　芍　澤蘭　炙朴

四診仍以宣絡和營冀其癸水通行

經帶

生地 香附 祠花 絳屑 丹皮 查炭 鷄血藤膏

張 肝腎兩虧八脈失之臟瘕脊酸帶下綿綿擬填納攝養一法

熟地 龜版 杜仲 川斷 杞子 烏鰂 歸 芍 紫石英

復 仍擬滋養肝腎佐宣八脈一法

熟地 天冬 龜版 阿膠 杞子 兔絲 芍 淡菜

方 肝腎陰虧臟瘕帶下經水當止之年而逾自不斷八脈亦內虧也

龜版 杜仲 杞子 歸身 茯苓

鹿腎 香附 夕利 白芍 藕節

周

經事愆期必腹痛色紫兩廿學充氣滯也恐難孕育

丹參 當歸 香附 查炭 丹皮 藕節

生地 川芎 澤蘭 茺蔚 白芍桂枝炒

曹

據述經事累日參差而五六年來未得孕育肝脾

陰鬱氣機易逆胸腹掣痛時時舉發居恒兼帶

下流當益腎滋肝通調八脈乙癸同源之治

丹參 生地 香附 白薇 龜版 狗脊 紫英 夕利

經帶

劉莊甲之年經事復來脘痞脊軟帶下綿綿此乃屬肝腎不和統藏失職使然脈位而細法宜調攝藏陰虧損八脈少權恐非易治也

洋參 熟地 麦冬 龜版 山藥 大淡菜
生地 天冬 洋[illegible] 阿膠 紫石 胎髮團

復六旬行經是易常道三陰并虧八脈亦虛若不節勞靜養藥石恐難獨恃也

洋參 地 术 耆 龜版 阿膠 夕利 女貞 毛衣 [illegible]

朱　八脈損傷淋帶腰痛

生地　鰂骨　芎　多利　山藥

阿交　寄生　杜仲　川斷　螵蛸

復　擬肝腎三陰兼補一法

洋參　熟地　杞子　阿膠　香附　歸　杜仲　牛膝　茯神

汪　生產淋帶經行不暢而少腹作痛法以溫通

桂心　桃仁　丹皮　赤芍　蘇梗　延胡　青皮　歸尾　欝金

陳　年已及笄癸水不正且停今經半載大腸窩有瘡

經　帶

結不時攻逆作痛擬宗肝脾兩經宣補必得經行正來方妥

青皮 鬱金 歸身 [illegible]花 查炭 延胡 澤蘭

景 素有痰飲肝脾陰虛經事愆期少腹膨脹脈象弦小而數法宜養陰滋化王道無近功也

生地 香附 龜版 阿膠 歸身 丹皮 貝 茺蔚 淡[illegible]

詹 寒熱日晡而作腹痛腹膨帶下肝脾營虛氣機不利也

首烏 鱉甲 香附 冬朮 杜仲 歸身 山藥 川斛 或以數之誤

凌 營衛不和往來寒熱經事參差腰痠帶下脈[illegible]

虧也首烏 必中 歸芍 龜版 杜仲 香附 白薇 鹿霜

洪經行腰痛期後參差干咯之疲綿綿帶下真陰

虧而肝熱內燥也慮延勞怯

熟地 丹皮 參 龜版 阿交 貝 小麥 女貞 茺蔚 芍

後經又參差來則淋漓不斷腰痛咳嗆午後潮熱脈

象弦數數來去濇營陰不足虛熱內燥勞傷之根也

生地 龜版 甜杏 山藥 白芍

阿膠 杜仲 貝 茯 脊髓

經帶

朱

經來胸悶脘痛，氣滯，經事愆期，下腹作痛。法

當理氣和營，以宣脈絡。

香附　川朴　旋覆花　絳屑　延胡　青皮　查炭　澤蘭

趙

肝腎陰虧，濕熱下注，為經事愆期，腹痛帶下。

生地　龜板　知柏　洋參　丹皮　川斷　杜仲　側柏

朱

肝為濕困，血不歸經，以致經事淋漓，腹痛帶下。舌

白口膩，先以苦辛溫和利濕一法。

蒼朮　朴　蘇梗　香附　蔻　陳皮　歸身　瀉　砂仁　藕節

復　蘄艾　香附　冬朮　杜仲　川斷　歸芍　苓湯　藕節

說　去春鼻衄之後經乃先期脹痠帶淋痳間且有盜汗

陰虛而兼肝鬱悲也

生地　女貞　丹皮　神　茅根　青皮　此藥最能

鱉甲　旱蓮　白芍　淮麥　炙草　藕節　決明

柔肝為濕困肝為氣鬱血失統藏經淋不止

蒼朮　黑梔　川芎　陳皮　歸　藕節

香附　焦柚　鬱金　丹皮　芍

經帶

司產虛未復，腹痛經滯（遲），帶下，腕痠，奇脈以滋（溫養）肝腎

生地　阿膠　龜版　鹿膠　歸身　杜仲　艾炭　鰂骨

胎腰痛如折，腹痠如墜，帶下，脈弦，溫通奇脈治

香附　杞子　夕利　烏藥　當歸（二味合用能通肝經之）

鹿角　兔絲　狗脊　茯苓　小茴　防

部肝腎陰虧，脈失之月，可稱血脹痠，帶淋，下虛則陽不

能潛，此所以欲唱，然依艱膝麻痺也

熟地　山藥　夕利　龜版　茯苓　狗脊

黎痢之後常下淋濁望六之年衝任失固奇經八脈損傷

肝腎陰虧損慮延勞損之能易

熟地 龜版 紫英 白薇 狗脊 寄生

鹿角 枸杞 茯苓 杜仲 鮑魚

二劑 肝腎兩虛濕熱下注而爲腰痠帶淋三才封髓主之

三才去髓加以斂 烏鰂骨 湘蓮 脊髓

復 生地 柏灰 生衣 龜版 丹皮 白芍 藕節 二兩

印生淫濁常常經行不暢腹痛且脹先以溫通疏散

經常

香附 茯苓 青皮 楂炭 枳殼 砂仁 佛手 炮姜 益母艸

宿癥傷奇經八脈，所以癥瘕之中臍下如脹如卵，時致小溲不利，自夏入秋，月餘日來，數數寒熱，不能起床，腰腿膝骱，常清口干思飲，熱傷脈尤細數，右部空大，舌苔垢膩，神倦肉削，脊損，情形如繪矣，大便不實，飲食減少，深恐難於久持也，勉同議血肉有情溫養一法

海參 杞子 山藥 龜膠 [illegible] 熟地 雄猪腰子

河車 菟絲 霍斛 鹿交 [illegible] 云苓

白 癸水滴点忽多忽少延今旬日脈陸續成塊下去心宕悸
褓、夫衝脈隸於陽明也多氣多血之經衝脈無權不能固
攝其血而妄行年近花甲陰陽之氣交虧慮延下去崩脫
擬歸脾合玉屏風法

姜棗合玉屏風加龍牡 沉歸加土炒白芍
另服十灰丸

復議進歸脾玉屏風法經漏已減緩元氣血大傷處甘緩
去仍用脾法加減 前方去歸朮加地榆 丹皮

方又
天癸當止之年今反崩漏斷續夙有帶下綿綿不斷
經帶

背右秋暑虛波以越宜兩調氣血血脈為法緩緩圖功

条參　熟地　山藥　白芍　女貞　[illegible]蓯

生地　茯神　白薇　鰂骨

又丸方　黨參　茯　女貞　山茱　鰂骨　蓯肉　芍　丹皮

二地　阿交　神　白薇　芡實　以熬牛角恖 熬好性

旱肝脾不和癥阻氣滯而為腹痛經停業已半年恐其

入干血虛勞之途

黑逍遙之義　加獺肝　益母草　藕節

菴天癸將止之年腰痠帶下或淋瀝脹痛宜肝腎

熟地　鹿角　狗脊　歸　杜仲　脊筋

龜版　夕利　鰂骨　芍　湘蓮

淩喝汁夾滯氣机不利宜先疎解

穹朮　林　香附　蘇梗　陳皮　枳殼　曲　赤芍　通草　桑枝

淩蹐看台封髓加熟地　夕利　川斷　狗脊

屆天癸當止之年而反淋漓不斷廿腰作痛營虛氣陷也

生地　丹參　丹皮　香附　阿文　豆衣　藕節　二乙

續帶

蒙 據述經停七載身半以下墜脹升舉補中益气主之

補中益氣加紅棗

胡 肝陰不足風陽易擾天癸當止之年而反先期且多經脈不和無所滋養也微當養陰潛陽以和經脈一法

生地　龜版　丹皮　樹皮　首烏　芝麻

阿交　麦冬　当　石決　桑叶

凌 膏方

洋參　天冬　牡蠣　龜版　麦冬

龍眼 熟地 阿交 石决 蓮肉 肖

芡實 白芍 血餘炭 二乙

經帶

倒經

池　肝腎鬱熱倒經失血欬嗆痰濃勞怯之根必癸水通
行方可向愈之機

犀角　桑皮　牛膝　丹皮　茺蔚　藕節
生地　骨皮　阿膠　柏炭　童便

王　腰痛倒經肝腎虛而有熱也

生地　杜仲　沙參　石決　茺蔚
丹皮　夕利　龜版　白芍　藕節

倒經

邱 癸水後期欬痰見紅乃倒經之漸經之不爽

香附 龜版 丹皮 茯神 杜仲 藕節

生地 阿膠 女貞 白芍 夕利

林 仲秋唱毒受冒暑邪癸水後期上為咳血去後盈盆盈盞脈象浮數不從陰虛倚偏以成倒經重症氣未可泛泛視之

生山漆 柏炭 丹皮 女貞 茅根 扁豆殼

荷花露 鮮地 杏仁 川貝 藕節

喬 年已及笄經尚未行莫兩未行去則嘔血與屢倒經重症

理之非易

犀角 白芍 膝炭 茅根 女珍 童便

鮮地 丹皮 歸炭 側柏 藕汁

陸 腑輸去血上瘀阻由是經停三月適逢經轉而來乃

是陰虛血熱之疑倒經重症也若不急為調養久之恐入虛勞

之途 龜版 阿膠 茯神 丹參 炙草 藕節 血餘 雞血藤

樊 陽明胃絡上為失血欬嗆下渡少腹作痛動則氣急

倒經

葉案素髎倒經重症也

復花 新絳 生地 丹參 歸身当 阿膠 益母 三七 藕節

復

生地 牛膝 丹皮 丹參 女貞 藕汁

當歸 香附 只殼 茺蔚 阿膠

脣

經停三月反見痰紅之嗽不可泛視

洋參 龜版 貝 青蒿 鮮斛

生地 蛤殼 神 丹皮 雞血膏

復

洋參 天冬 阿膠 貝 甜杏 雞血膏

生地炭 龜版 蛤殼 柏皮

淩 女科八珍丸 方

熊 經阻二月有餘，上為欬嗆失血，倒經之症，虛勞之萌也。經
之棘手 生地 阿交 歸身 女貞 黃 山藥 丹參 貝、茜草

蒼 經停一年另餘，陡然大吐失血，脈象細數，骨蒸汗泄，倒經重症也

鱉血膏 蛤殼 白芍 龜版 牡蠣 戊己
大生地 丹皮 炙艸 淮麥 功勞
倒經

二診
洋參 阿交 茯神 淮麦 雞血膏 琥露
生地 丹皮 白芍 炙草 功勞露

三診
照前方去草 加龜膠二錢

四診
參須 神 阿交 龜版 炙子 弍錢
生地 芍 丹皮 雞血膠 淮麦

崩漏

漫經因肝失疏泄肝氣滯血不歸經而為崩漏

芎术 朴 香附 蘇叶 歸身 石斛 山梔 丹皮 藕節

姚

陰虛內熱崩漏不已素有臭淋延成勞損

熟地 龜板 烏膠 石决 丹皮

杜仲 知母 藕節 骨皮 川柏

淩

崩漏不已廿腹痠墜帶白脈濡口苦而膩濕熱聚於肝

肝氣滯而脘阻失宣也

崩漏

青皮　蒼湯　鬱金　益母　陳皮　香附　金斛　查炭

丹

懷

水泛為丸　每日早　開水送下

許

衛任交虛　經漏過多　肝陽上越　目眩耳鳴　法當拯固填納

熟地　龜版　石決　鈎勾　白芍

洋參　阿膠　紫英　女貞　丹皮

蔣

血脫既久　音閃聲嘶　脈數內熱　顴紅欬嗆　法當壯水之主以制陽光　宜戒惱怒息慮以寧養神氣為先

党參　熟地　天冬　杞杞　龜膠　女貞

洋參 生地 麦冬 神 阿胶 丹皮

周 肝脾陰虛統藏失職脘血之後大便溏泄寐歛夜滴生汗

黨參 茯苓 歸芍 於朮 棗仁 木香 炙草 龍眼

趙 肝腎兩虛奇脈失固為崩中漏下腰痠帶下

熟地 鰂骨 狗脊 石決 旱蓮

阿胶 白芍 龜版 女貞 脊筋

凌 女科八珍丸每服 青囊斑龍丸 淡鹽湯下

俞 崩中漏下道涉肝腎

崩漏

生地 龜版 女珍 歸 山藥
阿膠 茯苓 丹皮 芍 藕節

戊診

生地 丹參 女珍 歸芍 二藕節
阿交 香附 丹皮 茯神

沈

山崩中雨下汗出如淋漓、時久脱象可危
吉林党參 淮麥 龍齒 熟地 炮姜炭
茯神 牡蠣 白芍 炙子

胎前

華 姙娠四月脘腹痛帶下淋漓總之不固
於朮 杜仲 条芩 夕利 貞斛 黄芍 苧結 蓮肉

淩 痰阻氣滞咽嗌不利似意脘動半產
蘇子 於朮 石斛 只殼 白芍 苧結
淩在 茯苓 貞 條芩 杜仲 蓮肉

汗 姙娠五月足太陰尚明司胎從漏不已半產可虞
熟地 膝丈 於朮 黃芪 杜仲 川斷 山药 芍 蓮肉

胎前

朱　肝胃不和脘腹脹經事愆期漾漾欲嘔惡是妊娠惡阻之象也宜保防其不固

桂枝　竹茹　只殼　子芩　貝　砂仁　杜仲　芍　石斛　橘叶

沈　經居兩月腹痛腰痠脉滑而細宜貝半產

蘇梗　子芩　歸　只殼　杜仲

香附　貝　芍　竹茹　苧結

倪　經居三月有餘脉象數而滑數納穀則脹有時嘔惡脘气上逆腰痛腰痠防其半產

蘇梗　只殼　竹茹　陳皮　絞銀
於朮　子芩　川貝　茯苓　苦桔

瞿　經停兩月，脈來滑利，舌白，脈緩，惡聞食臭，疑似妊娠惡阻之象也。

竹茹　石斛　陳皮　赤苓　川芎　當歸　穀芽　荷梗

譚　肺胃鬱熱，欬痰見紅，經停兩月有餘，而脈情往來流利，疑似妊娠惡阻之象，但體質素虧，深慮不固。

蘆根　桑皮　竹茹　川貝　鮮地　石斛　杷葉　稻葉　蓮子

照前

頃始將自脘氣不安上為欬逆治以清降

蘇子 甜杏 貝母 子芩 瓜子 杏 紋銀 竹茹 卅

停經居四十餘日脈象往來流利嘈雜如饑惡聞食臭
確似姙娠之象

蘇梗 香附 枳殼 貝母 豆衣 子芩 陳皮 苟

況胎漏不長治惟氣血大補為先但脈痠撥倦懸其
不固也宜積勞靜養為當務之急

黨參 熟地 歸身 阿膠 川芎

炙芪 於术 白芍 杜仲 茯苓

沈 經居二月有餘脈情來之流利頗似娠象而風邪鬱熱由經於絡成歷節痛腰痛腰痠惡之半產

於术 歸身 杜仲 續斷 忍冬 桑枝 林一 苧諸

何 癸水間日不止脈情不見滑數畧顯濇象乃是產育頗多氣血交虧恐非娠也

女科八珍丸 東洋參 另泡湯

晚 芳

潘 經居五月脈來流利脘痞納減惡聞食臭乃係妊

娠之象兩歧子腰痛腹痠惟恐胎動不固半產之患

白朮 條芩 枳殼 砂仁 川斷 杜仲 苟 苧桔

吳氏經旨脈形流利乃是妊娠之象得於崩漏之後

氣血兩虧此所以易於腰痠腰痛也小心胎動不固

生地 阿膠 砂仁 羌 川斷 紋銀

於朮 杜仲 枳殼 苟 苧桔

瘦丸方

洋參 阿膠 川斷 當歸 條芩 地骨 於朮 川貝

生地 茯神 卅夕 白芍 只壳 炙草 杜仲 山药

用亭結 紅棗 石斛 為末 泛丸 每晨服半

逢痰積々聚脘々痛不長已經二年有餘飲食起居如

故脈獨左寸滑動腿足浮腫因議宗景岳方合錢

氏法以消息病机如何再商

金水六君 四君子而加以款 茯苓 建蓮 石斛

診

肝胃不和脘腹々脹痛二便失調甚則欲嘔發為胃

未至悉除妊象未可亂药

脘痛

只殼　條芩參　竹茹　神　以散

桔梗　川貝　芍隨　砂仁　柑皮

朱

悰麟　胃之脘陡痞腹痛見紅脈象弦急心平

產未可忽視者

條葠　神　多利　有　炙草　紋銀

冬朮　只殼　以散　苓　芍法

歸

姬　明有　脈氣不長溫養肝脾胃為要

人參　加茶支　枳殼

產後

姬 產已逾月，惡露尚未徹，尤乏寐，心中悸宕，腰脊痠軟，頻頻汗泄，舌苔糙白，脈象濡數，此屬營陰內虧，虛火當息

洋參 茯神 杜仲 石決 貞

生地 竹茹 夕利 淮麥 棗仁

復 表虛自汗，肝虛不寐

洋參 生地 茯神 棗仁 半曲 斛白 淮麥 當歸

沈 據述產前當令惡露不下，經呢此須防厥冒，勉擬方

產後

荊芥 澤瀉(蘭) 丹皮 當歸 鮮淅藕
生地 查炭 白薇 玉衣 益母膏

金 產經四十餘日少腹偏右作痛午後寒熱盜汗脈數
営虛內虧兩脈尚未清也
生地 歸身 淮麥 羌(茺)蔚 鬱金
丹皮 芎 查炭 淅藕 白薇 或梔〻〻誤、

張 產逾四月營虛未復飲食納減心悸腹脹撳之嚴在肝
脾兩調治

洋參 於朮 神 棗仁 遠志 木香 歸身 麥仁 荷蒂

汪 產後營虛肝腎氣洩而由經行腰痛

丹參 烏藥 延胡 香附 杏茯

生地 鬱金 歸尾 澤蘭 藕節

馬 產後脈弦腰痛營陰虛而見寒熱盜汗

生地 澤蘭 丹皮 赤芍 貝 益母草

荊芥 延胡 歸茯 桃仁 青皮 失笑散同用鮮藕荷葉汁

陸 半產營虛腰痠帶下腹痛 嘉按宗歸脾法

產後

党參　於朮　遠志炙　歸　藕節　神　棗仁　杜仲

張　半產營虛惡露稀少風溫上受咳嗽寒熱

荊芥　貝　鬱金　杏仁　查炭

桑叶　澤蘭　歸身　川芎　茺蔚

高　由瘧致產因產益虛產甫七日瘧發日晚寒熱

陰漸羸瘦兩脈象弦帶數大便溏泄以神情

覺倦意時已秋深病魔每日擾寔再深慮產後成損

以大補氣血爲先務也庚以來[illegible]

和肝 肝不攝再有傷處爲害

珠參 柏仁 炙芪 歸芍 蓮棗

霞膠 鹿膠 炙草 生薑

金 產傷陰户和血消瘀

生地 赤芍 丹皮 沒藥 川芎 查炭 桃仁 澤蘭 益母草

申 產後崩淋不斷 腿膝痠軟 眩暈耳鳴 陰脫于下 陽越於上也

洋參 生地 荊芥 當歸 鬱金 藕節

產後

龜版　石決　澤蘭　白芍　[illegible]露

扶　產後營虛發渴瘀阻腹痛

生地　查炭　阿交　女珍　童便

丹皮　澤蘭　夕利　歸芍　茺蔚

娃　產後營虛瘀阻而為腹痛內熱

香附　肄　五靈脂　澤蘭　延胡　藕節

生地　芍　生蒲黃　查炭　益母

丹　半產之後營虛瘀阻而為少腹作痛下引腿膝上為

耳鳴心悸宜滋肝腎以養心營兼佐消瘀止血之品

洋參 丹皮 牡蠣 白芍 鬱金 茯神

生地 歸身 石決 川斷 琥珀 藕節

寧經後二月已餘陸續腹痛見紅腰脊痠楚脹墜數日

恐有半產之慮此病名胎漏

川斷 芩 竹茹 狗脊 紋銀 於朮 枳殼 牡蠣 陳皮 苧結

龜版 茯苓 紋銀 枳殼 苧結

轉方

於朮 牡蠣 川斷 狗脊 二地

產後

某　半產之後彩已腰痛瘀露稀少脈脊痠楚大便艱
而不清帶脈象散亂亟宜和營宣氣
黎洋蔘　炒生地　阿交　歸　丹參　制附　杜仲　者斤　益母
後
黨參　阿交　白芍　淮麥　炒　藕節　薔薇露
熟地　龜版　夕利　當歸　耆　白芍
蔚芳
產後營虛不復小心淹成　蔚芳
熟地　阿交　白芍　淮麥　耆　薔薇露

當歸 炙草 紫英 香附 大棗

鄔 產後崩勞見象 當以血肉有情溫養調之
洋參 龜膠 阿膠 寄生 白芍 猪腰只
生地 鹿膠 川斷 當歸 小薊

璩 產後陰虛不復 而為白淋帶 宜滋肝腎以調八脈
鹿霜 龜版 川斷 元參 夕利 [illegible]
生地 當歸 鰂骨 狗脊 川柏

栗 產後癥瘕腹痛 兼夾風滯中阻
產後

香附　青皮　只殼　鬱金　赤芍　益母艸
蘇梗　查肉　雞金　歸尾　牛膝

桂　瘧後營虛脈阻而為少腹脹痛手不能按結側硬
堅攻腸而為便泄上逆而為嘔逆脈象弦洪數疾殊非瘧
後所宜須防厥變并患敗血流經而為內癰之患
只殼　踈芍　丹皮　木香　鬱金　益母膏　失笑散
轉方　加延胡索七分　二元地芋七分　延炒

濮　瘧後氣滯脈阻而為腹膨膜脹

香附　白芍　陳皮　蘇梗　[illegible]　益母草

狗脊　川斷　藕節　歸身　青皮　血坤丸（用陳皮、藕節湯下）

牛　蓐勞半載，毛悴色夭，咳嗽痰結，脈數側眠，殆之候

再診擬方

生地　鱉甲　杜仲　茯神　山藥　川貝　白芍　丹皮　枸杞　牡蠣

壽　產後營虛，咳嗽久瘦，日晡潮熱，夜臥盜汗，脈數，因數病經半載，不飢腹瘦綿綿，帶下，乳汁已干，漸成蓐勞

又　熟地　阿膠　鱉甲　川貝　淮麥　杜仲　鮮蓮子　棗

蓐勞

通塞甚日晡而已欬喘盜汗納減產後恐延虛勞可
慮也洋參 杞子 龜版 丹皮 神
熟地 炙芪 鹿膠 首 芍

邊
邊虛證畢集不易奏功
洋參 杞子 歸 芍 芎 炙芪 肉桂 熟地 苓 炙草

許
肉瞤筋惕寒熱盜汗湧於產後氣血並虧病經月日不
復恐其延成虛勞
黨參 熟地 神 杞子 歸芍 杜仲 山藥 淮麥 白薇 紅棗

復脾胃已調，癸水已通，可喜也。而日晡寒熱，惡風盜汗猶甚，
營衛兩虧之象，仍宜滋養。

生地　貝　首烏　女貞　茯神　福須　芍　淮麥　丹皮

茲脾腎兩虧，脘痠腹膨，大便溏泄，呼吸氣短，難以舉步。

黨參　歸身　山藥　炙　杜仲

於朮　鹿霜　首烏　芍　荷蒂

屢效

注夏

嬰童年注夏腹膨内熱納穀減少脉向盜汗由自先
天真陰不足肝腎内弱之故宜緩緩調之
洋參 麦冬 於术 鷄金 米仁
麦仁 茯苓 貝 功勞 芡實

鄭
先天不足内熱燥痰盜汗納減是注夏也
生脉散加骨皮 淮麦 神 貝 米芽 紅棗

浦
陰虛内熱注夏形羸
注夏

參須 五味 骨皮 山藥 淮麥 麥冬 枸杞
云苓 鹿膠 川貝 川斛 紅棗 稻根
復 八味長壽丸三錢 夜服滋（資）生丸三錢

痞積

尚腹大肢细古名丁奚此所痞積生虫之端 近惡戕利久

惡証方

於术 雞金 烏梅根 木香 五穀虫 戊腹米 腹皮 赤苓

衆 痞積膨脹兩目夜盲

於术 雞金 腹皮 决明子 沉曲

查炭 云苓 麦仁 蜜蒙花 木賊

温腹大肢细古名丁奚形瘦骨立便溏溺如童性已

痞積

成虛之棘手

於朮　乾蟾　茯苓　丹皮　功勞　雞金

穀蟲　川貝　扁豆　炙草　麥仁

別　腹大股細青筋腫突此即古人所謂丁奚是也脈數寒熱動則氣喘童怯之根虛之棘手

五穀蟲　乾蟾　蒿子　雞金　川斛　功勞葉

麥仁　腹皮　冬瓜皮　川貝　丹皮

慢驚

症利後慢驚已特虛衰是熄疲憊精神疲之

參須 橘紅 半夏 淡干姜

炙芪 炙草 青皮 白胡椒

渡

參須 萸肉 茯苓 肉桂 炙草

熟地 青皮 遠志 乾姜

慢驚

金燮堂先生醫案一卷王氏醫案一卷

〔清〕金燮堂等撰

清抄本

金變堂先生醫案一卷王氏醫案一卷

本書爲中醫醫案著作。撰者生平不詳。本書載有關於傷寒、停經、胎産、風痹、瘕癥、帶淋、勞怯等病證的七十餘脉案，簡述其因證脉治，并處方藥。觀其用藥，治療時病，皆取輕靈宣化之品，且劑量輕清；治療婦科病，每宗葉天士的調補奇經之法。書後附有《王氏醫案》一卷，載有痰飲、瘧疾、温病、霍亂、伏邪、癇證等脉案，與今傳世之《王孟英醫案》（又稱《王氏醫案》）同名异書，亦以脉案式體例書寫，其方藥治法皆可研習參用。

金燮堂醫案 全

金孌堂先生醫案目錄

目　全

傷寒　停經　胎產　風痺　瘕癥

帶淋　勞怯

附

王氏醫案

金爕堂先生方案

傷寒

左 溫邪夾滯咳熱三日表邪方熾裡滯未化脈洪舌黃咳嗽不暢晝則神清寐則譫語一候防變

大豆卷三钱 炙紫菀八分 白杏仁三钱（去皮尖） 范志曲三钱 蒼耳子三钱

嫩前胡钱半 牛蒡子三钱（打碎） 象貝母三钱（去心打） 炒山查三钱 赤茯苓三钱

柴胡（水炒）八分 西羌活钱半 加江枳殼钱半（切） 枇杷叶三钱（去毛包煎）

復 病涉四日矣氣類轉腹中漉漉斷通未快咳嗽不暢

表邪尚熾裏滯內蒸殊恐昏厥之變

淡豆豉三錢　枳實錢半　萊菔子三錢　赤茯苓三錢　白杏仁三錢

柴胡七分　川鬱金錢半　花檳榔三錢　炒山查三錢　川通艸八分

荊芥錢半　牛蒡子三錢　老枇杷葉三錢

三

腑氣續通腹中尚痛舌鋒苔厚疹點隱約邪踞少

陽陽明際恐內傳昏變

淡豆豉三錢　葛根錢半　粉丹皮錢半　牛蒡子三錢　炒山查三錢

柴胡錢半　桑葉錢半　赤芍錢半　蟬衣八分　花檳榔三錢

赤茯苓三錢　加枳實導滯丸三錢包

四

病涉六日表邪未徹裏滯內蘊複行不暢腹尚痛

痛舌苔漸化唇絳渴少頻飲茶脈来弦數疹多
隱約胸痞煩躁氣粗面赤陽明邪熱將欲化火深
防内傳之險

淡豆豉四錢　只殼炒三錢　桑叶三錢　牛蒡子（打）二錢　連翹三錢
鮮生地（二味同打）六錢　川鬱金汁（用水磨冲）三錢　粉丹皮三錢　蟬衣八分　川通草一錢
生葛根三錢　紫菀一錢　加脾約麻仁丸（包煎入藥）三錢　生萊菔汁一杯（冲服）

五

痛交一候陽明邪熱化火內擾舌絳苔黃紅疹密
佈脈来弦數右關帶洪大便不下矣氣頻鵠究恐
内傳昏變

羚羊角五分 硃連芩一錢 全瓜蔞四錢 焦山查三錢

鮮生地七錢同打 淡豆豉四錢 桑葉一錢 火麻仁三錢杵 炒青蒿一錢

杏仁泥去皮一錢 川通草一錢 加枇杷葉露二兩沖 湖丹皮一錢

六 病踰一候陽明邪滯壅阻頭熱頗壯舌絳苔糙津液不充紅疹漸退大便秘結究恐内傳昏變

淡豆豉四錢 鹽水炒川連四分 郁李仁三錢杵 炒麥仁三錢研 江枳殼蜜炙一錢

鮮生地七錢二味同打 製錦紋三錢後下 全瓜蔞四錢連皮打 福澤瀉一錢 硃茯神三錢

鮮藿斛七錢 加鮮蘆根二兩 枇杷葉露七錢

七 陽明邪滯挾溫蘊熱病已九日紅疹雖退舌苔未

但右脈仍數渴不多飲究恐化火內傳風動之變

羚羊角五分 湖丹皮一錢五分 黑山梔一錢五分 全瓜蔞四錢 萆薢三錢

鮮生地七錢 川貝母二錢 火麻仁三錢 硃茯神三錢 [illegible]竹一錢

青皮一錢五分 加保和丸三錢包煎

八 溫邪漸欲化燥脣焦赤顴印達舌質色紫頻欲飲

無汗泄津之小溲稀少陽明壅遏究防內傳之變

擬淸熱通腑法

鮮藿斛七錢 川連鹽炒五分 全瓜蔞四錢 硃連喬三錢 小青蒿三錢

淡豆豉三錢 淡黃芩炒一錢五分 火麻仁三錢 萆薢三錢 川通草一錢

青蒿錢 湖丹皮錢 加鮮蘆根兩（去節）

九 病交十二日陽明邪火燔灼舌本縮強質絳中乾津液涸苔垢仍未能下究恐風動之變

羚羊角錢 連翹心三 元參心錢 製錦紋三（後下） 黑山梔錢

香蘿蔔汁七匙 天花粉三 桔梗五 炒山查三 川木通五

石決明（生打）兩 茯神三 加鮮蘆根（去節）兩 煉白蜜（沖）三茶匙

轉方 去製軍連翹山查加保和丸包

十 苔垢兩度而下腹中漉漉鳴響舌絳唇燥稍減脈轉細數陽明餘邪留戀胸脘紅疹續佈小溲窒痺

務宜守禊慎調免致反復擬清化之法

金石斛三錢　瓜蔞根三錢　連翹心(朱拌)三錢　滑石塊三錢　石決明(生杵)一兩

青蒿子三錢　炙桑皮三錢　硃茯神三錢　炒麥仁三錢　川木通五分

羚羊角(剉)錢半　湖丹皮錢半　加鮮藕節根(去心)一兩

轉方　去羚羊角桑皮連翹心加　生西洋參錢半

黑山梔錢半　橘紅七分

十一

陽明邪火未熄舌絳咽乾腑帶不從膀胱失宣

脈仍弦數病踰兩候尚非坦途

西洋參(去皮)錢半　黑山梔錢半　天花粉三錢　滑石塊三錢　豬苓錢半

生鱉甲四錢 元參心三錢 硃茯神三錢 川石斛三錢 桔梗五分
生首烏去皮四錢 福澤瀉一錢 加保和丸包四錢

十二 暑熱已化，濕濁未徹，膀胱氣滯，溲不利，脈象濡
數，右關尚緩，陽明積滯蘊蒸，咽喉微覺乾燥，擬養
陰泄熱法

生西洋參三錢 嘉定花粉三錢 川斛肉蒸三錢 福澤瀉三錢 首烏制四錢
二原生地四錢 潼關夕利三錢 赤茯苓三錢 橘白一錢 冬朮生三錢
元參心錢半 薑半夏三錢 加生穀芽炒四錢

十三 病後脾胃薄弱，茹葷腹痛，便泄稀水，氣迫穀道，脈

殘舌苔黃膩濕熱留戀擬以和化

冬白朮（土炒）二錢　川石斛三錢　小青皮（炒）錢半　煨木香七分　大腹絨（洗）錢半

懷山藥（炒黃）三錢　半夏曲（炒焦）三錢　吳茱萸（泡淡開口去衣）一分　赤茯苓（帶皮）三錢　澤瀉（炒）錢半

藿梗錢半　萊菔子（炒）錢半　焦穀芽（包）四錢

十四　腑滯未楚之痢紅已止腹中痛痛隙間漾漾而痛後解

脾濕邪留戀擬以疏補兼調

焦冬朮二錢　煨川朴八分　煨扁豆三錢　小青皮（炒）二錢　煨木香七分

川石斛三錢　小川連八分　炒苡米三錢　萆薢（鹽水炒）三錢　澤瀉錢半

廣藿梗二錢　半夏曲（炒）三錢　鮮佛手八分

十五 腸垢頻下色紅赤除腹中尚微疼痛腸臟氣滯不化病後體虛宜以疏補兼治

西黨參(炒)一錢 川連(水炒)八分 側柏炭三錢 煨肉果(去油)八分 赤茯苓三錢

野於朮(米炒)一錢 歸尾炭一錢五分 萆薢(鹽水炒)三錢 煨益智仁(去殼)五分 炮薑炭(炙)五分

川青皮(炒)一錢

十七 白積雖止腹痛沃後不和便時色如敗醬病後營分受傷甚劇脉象尚和擬以和脾養陰

潞黨參(炒)三錢 丹皮炭一錢五分 炒地榆三錢 赤茯苓三錢 扁豆皮(炒)三錢

細生地炭四錢 大腹皮(洗)一錢五分 炒山查三錢 川青皮(炒)一錢 半夏曲(炒)二錢

川石斛三錢　吳茱萸（川連炒）下　鮮佛手黄七分

十五　舌紅正而白垢未楚，腹痛未和，舌苔脉仍同，仍脾

胃濕滯渺，撤撚和中滲濕法

潞党參（米炒）錢半　淡吳萸（川連炒）下　薑半夏（打）二錢　粟白蔻（後下）五分　川石斛三錢

焦白术錢半　米炒苡仁四錢　廣橘紅（鹽水炒）錢半　小青皮（醋炒）錢半　赤茯苓三錢

懷山藥（炒黄）三錢　炒扁豆三錢　長須谷芽（炒香）五錢

十六　脾傷未復，腹痛漸減，夜寐漸安，舌苔漸化，脉亦和，仍宗

通補陰陽法

川石斛三錢　潞党參（炒）三錢　炒扁豆三錢　薑半夏二錢　小青皮五分

懷山藥炒三錢 大熟地四錢 炒苡米三錢 范志曲三錢 赤茯苓三錢

陽砂仁白研七分 炒麥仁三錢 荷梗尺許

左 温邪病將八日熱勢乍盛乍衰有汗不解胸悶氣

急欬痰不爽神倦寐少脈形細數正虛邪實堪防

昏瘂宜加慎調理

生西洋參去皮切一錢 雲茯神辰拌三錢 陳元參一錢 青竹茹水炒一錢 川貝母去心一錢

冬桑葉水炙一錢 湖丹皮炒一錢 川石斛三錢 廣橘白水炙八分 大麥冬去心一錢

細生地四錢

復 温邪兼虛內陷神昏目瞪手指振動欬逆氣喘汗

殊為危途

北沙參（元米炒）三錢 炒丹皮二錢 硃連翹三錢 左牡蠣（鹽水炒）六錢 鉤鉤（后下）三錢

大生地（水煮）五錢 硃茯神四錢 大白芍二錢 生龍齒（敲）三錢 淡元參三錢

硃麥冬（去心）二錢 川貝母（去心）二錢 鮮竹瀝一兩 滴入薑汁少許沖服

三

神脈皆脫，危期迫矣，難長莫及，未免致斃於朝夕。

人參鬚（另煎沖）二錢 大麥冬（元米炒去心）二錢 大白芍三錢 硃連翹三錢 生牡蠣（敲）一兩

大生地（元米炒）五錢 淡元參三錢 硃茯神四錢 川貝母（去心）三錢 生龍齒（敲）五錢

北沙參（元米炒）三錢 羚羊角（先煎）一錢 鉤鉤（后下）三錢 鮮竹瀝一兩 入薑汁少許沖服

四 神安脈靜，熱退不清，欬痰粘黏而多，舌絳苔黄，伏熱傷陰，痰氣上升，仍慮昏痙厥脫，當以止欬爲要務也。

台人參須（另煎沖）五分　大麥冬（去心）二錢　大白芍二錢　左牡蠣一兩　川貝母（去心）三錢
大原生地（海石粉拌炒）四錢　淡元參三錢　硃連翹三錢　生龍齒（先煎）三錢　二青竹茹（水炒）一錢五分
北沙參三錢　硃茯神四錢　加鮮竹瀝一兩，沖入橘紅汁少許，溫沖

五 熱退不清，神識雖安，欬痰粘厚而多，心中煩熱，舌絳苔糙，脈細滑數，正虛邪實，波瀾之起，猶未定也。

北沙參（元米炒）三錢　東白芍二錢　川貝母（去心）三錢　湖丹皮一錢五分　硃連翹三錢

大生地 四錢　雲茯神 四錢　左牡蠣 一兩　洋元參 三錢　大麥冬 三錢
細川斛 三錢　生穀芽 散 三錢

又

邪擾震虛正由外脫神色脈俱危證之十分棘手　舊存潤方 合前參服

犀角粉 冲入 五分　生牡蠣 一兩　辰茯神 四錢　京元參 三錢　辰連翹 三錢
大生地 海石粉拌 七錢　大白芍 三錢　肥知母 三錢　川貝母 去心 三錢　入蔗汁 竹瀝 加鮮竹瀝

六

熱邪神昏欬痰六脈脈急滑數理宜加慎以冀波瀾勿宗

前法

北沙參 元米炒 三錢　雲茯神 辰拌 四錢　大白芍 生竹茹拌 三錢　生穀芽 散 三錢　懷山藥 土炒 三錢
大麥冬 去心 三錢　鮮竹葉 善水炒 三錢　辰連翹 三錢　粉丹皮 一錢　京元參 三錢

大原生地（水炙）四錢　左牡蠣（生煅）三錢　加大南棗一枚　香穀芽（包）四錢

吳右　肝腎素虧，今則肝胃不和，凝挾宿邪，身熱自日未解，時尚形凜，入暮尤甚，咳痰嘔苦，脈象右部濡數，左部細弦，木火內熾，痰補恐礙，法宜疏泄

金石斛三錢　桑白皮（蜜炙）錢半　川貝母（去心杵）三錢　瓜蔞皮（姜汁炒）錢半　沉香曲三錢

青蒿錢半　粉丹皮錢半　川通草八分　姜竹茹錢半　黑山梔錢半

旋覆花（包）錢半　白杏仁（帶皮去尖）三錢　加枇杷葉膏（沖入）三錢

復　咳痰稀而夜寐得安，肝氣平而胃陰得復，風邪留戀，日晡潮熱，頭暈畢煩，脈象細弦，舌不立苔，營衛兩虧，大節

石決明八錢先煎

金石斛三錢　款冬花（蜜炙）二錢　明天麻（煨）錢半　川貝母（去心杵）三錢　白蒺藜（去刺）三錢

肥玉竹三錢　粉丹皮（炒黑）二錢　黑山梔二錢　橘白（鹽水炙）一錢

加川鬱金二錢　生穀芽（包）三錢

三

表邪已徹，肝胃未和，日來思進穀食，腹癖稍安而音光，

舌苔膩垢易升，營衛之氣，際時值大節，恐致反復，擬

和養法

珠兒參三錢　乾霍斛四錢　大白芍（酒炒）二錢　橘白（鹽水炙）七分　沉香屑三分

野於术（土炒）二錢　川貝母（去心杵）三錢　辰茯神三錢　嫩白薇（鹽水炒）二錢　丹參（酒炒）二錢

四

石決明（鹽水炙）七錢　燕窠（包）肩　三錢

日前感涼復形寒熱，雖退，陰氣兩虧，舌光無苔，神倦少寐，

胃納式微，脈象左關常弦，右關細耎，木火暗熾，以陰不足治。

宜和養

珠兒參（去皮切另煎）錢半　歸（炒）鬚　錢半　宋半夏　錢半　朱茯神　三錢　橘白（蜜炙）七分

生於朮　錢半　白芍（土炒）錢半　蓽澄茄　五分　沉香曲　三錢　旱蓮草　三錢

生首烏（去皮）四錢　合歡皮（炙）三錢　加小紅棗（去核）三枚　北秫米（包）三錢

五

陽明熱熾，經脈不和，近感風邪，咳嗆胸悶，防納，脈象細數，舌

絳裂，飲晨起必先形痛，嗆虛火炎，擬以泄降

羚羊角　川貝母　[illegible]

天花粉三錢　生蛤殼八錢　白杏仁（去皮尖）三錢　橘紅一錢　絡石藤三錢

蔓荊子三錢　加枇杷葉膏（沖入）三錢

復　陽明火升耳痛早起尤甚音啞渴飲咳嗆痰稠咽梗痰塊

裏熱蘊蒸恐延成血證

羚羊角（劈）一錢半　款冬花（水炙）一錢半　白前胡一錢半　牛蒡子（炒研）一錢半　肥知母（鹽水炒）一錢半

煨石羔四錢　白夕利（去刺）三錢　海浮石（先煎）四錢　白杏仁（去皮尖）三錢　小青皮一錢

北細辛（鹽水炙）一分　川貝母（去心研）一錢半　加泡淡木瓜（同打）四分

右　濕溫病十二日大腑通而未暢紅疹未透表邪留戀舌白滿佈

脉象沃濡时数形凛病情尚在气分宜以芳香疏解为治

大豆卷 三钱　江枳实 一钱　冬桑叶 钱半　山查 三钱　老苏梗 钱半

川郁金 钱半　粉丹皮 钱半　牛蒡 三钱　紫苑实 一钱　蝉衣 八分

通草 七分　加玉枢丹 三分 研冲　保和丸 三钱 入包

幼

暑邪被风外来先经便泄继以呕吐身热汗少脉形濡舌

白渴饮并虑防成急惊内闭

大豆卷 三钱　煨葛根 一钱　江枳壳 一钱　赤茯苓 三钱　冬桑叶 一钱

青防风 一钱　吉更 八分　块滑石 三钱　淡竹叶 一钱　莱服子 钱半 一研

鲜荷叶 三钱　加山茨菇汁 三分 用枇杷叶露开磨冲

左 暑热夹[illegible]

下焦

鲜生地（洗打）八钱　木猪苓一钱五分　海金沙（包）三钱　川萆薢（盐水炒）三钱　瞿麦三钱

龙胆草（酒炒）五分　赤茯苓三钱　木通七分　鲜莲子（去心衣）三钱　薏苡仁（荷叶包）三钱

西琥珀（研冲）一分　福泽泻一钱五分

左

暑风湿秽袭入太阳太阴两经，形寒身热三日不解，汗少

渴饮，脉象浮濡，拟以疏泄

大豆卷三钱　白蒺藜（去刺）二钱　湖丹皮一钱五分　半夏曲（炒）一钱　青防风一钱五分

紫苏叶一钱五分　嫩钩钩（后下）三钱　块滑石三钱　鲜荷叶三钱　玉枢丹（研冲）二分

赤茯苓三錢

復　暑風瘧退，互阻熱經，汗解復又形凛冒瘧，舌苔膩，口渴飲，脈來弦數，惟恐成瘧淹纏。

青蒿錢半　牛蒡子三錢（炒研）　姜半夏三錢（打）　江枳殼錢半（炒）　鮮佩蘭錢半（後下）

鮮桑葉三錢　白前胡錢半　川貝母三錢（去心研）　川通草三錢　粉丹皮錢半

廣藿香錢半　鮮荷邊三錢　加保和丸四錢（包）

三　暑邪襲入募原，日瘧已准，昨來寒暑，寒短熱長，脈弦苔白。擬和解法。

水炒柴胡八分　姜半夏三錢　淡黃芩錢半（酒炒）　小青皮一錢（炒）　肥知母錢半（鹽水炒）

大豆卷 川斛 赤苓 澤瀉 [illegible]

焦六曲三錢 益元散三錢（包）

柳　肝脾兩虧，冷滯凝結，腹痛便泄，身熱不揚，脉來弦緊，右

自恐延成痢淹纏。

大豆卷三錢 焦白朮錢半 元胡索錢半 煨木香七分 大腹皮（絨）錢半

廣藿梗二錢 江枳殼一錢 小青皮一錢 川鬱金錢半（用水磨汁冲） 鮮荷葉一角

紫蘇葉錢半 六一散三錢（包）

復　表熱雖解，裏滯未徹，便泄雖疏，腹痛後重不減，小溲窒痛，

脉弦舌白，渴不多飲，脾胃素弱，暑濕内蘊，久恐成痢。

瀉經

煨葛根 一錢　川鬱金（切） 一錢　淡吳萸（開口者） 一下　廣木香（生切） 一錢　小青皮 二錢

焦白朮 一錢　范志曲 三錢　草豆蔻（煨去皮） 八分　赤茯苓 三錢　滑石塊 三錢

川石斛 三錢　加鮮荷葉蒂 三个　焦穀芽 四錢

幼

暑邪挾食，内熱有汗不能退，腹堅硬，便泄溲少，舌苔膩不清

陽明熱熾，易于蒸發，防其驚閉

嫩前胡 二錢　檳榔片 錢半　枳實炭 七分　赤苓 三錢　益元散（包） 三錢

大豆卷 三錢　生葛根 二錢　萊菔子（切） 一錢　通草 錢半

冬桑叶 二錢　焦六曲 一錢　蘇連翹 一錢　加鮮荷叶邊（摘碎） 一圈

復　便泄止而熱壞未下汗泄解而表熱未清營腑易於傳入痧

惟神煩渴飲量少舌質紅降飛揚保防熱熾內閉

大豆卷三錢　煨石羔三錢　只實炭七分　炒麥芽三錢　萊菔子炒三錢

鮮荷葉三片　肥知母一錢　硃連翹一錢　炒山梔三錢　半夏曲炒一錢半

粉丹皮一錢　小青皮炒一錢　加益元散三錢荷葉包

左　暑穢瘀滯凝結身熱不揚頭蒙胸痞舌白渴飲脈氣窒痹

防其昏厥昏閉危險之至

製川朴八分　紫蘇葉一錢半　炒檳榔一錢　范志曲三錢　炒山梔三錢

大豆卷三錢　蒼耳子三錢　只實炭一錢半　藿香梗三錢　赤茯苓三錢

川桂枝 錢半　生香附 錢半　加（後下）鮮佩蘭 錢半　鮮荷葉 一角

左

暑邪襲入肺肝，復被新凉所束，身熱不揚，痰氣壅塞，神識昏蒙，舌苔乾白，渴不多飲，肉風鼓動，手指顫振，痰濁內閉之慮。兔撓開泄太陰，兼疏厥陰，急則治其標也。

大豆卷 三錢　白蔻汁 錢半　牛蒡子（一杵） 三錢　廣陳皮（炙） 一錢　甜葶藶（一杵） 二錢

嫩前胡 錢半　鬱金汁（開水磨沖） 錢半　吉更 一錢　杜蘇子（打） 錢半　川通草 八分

石決明（生熬） 一兩　鉤藤（後下） 三錢　加老枇杷葉（去毛包） 三錢　清氣化痰丸（包） 三錢

復

肺氣開而神識漸清，表熱解而汗泄已遍，咳痰不潤，舌白罩灰。

但脉來沉塞，腹痛便泄，是溫挾滯留，恐怯成痢，增變。

廣藿香 一錢半　法半夏 一錢半　川朴 [illegible]　赤茯苓 三錢　廣皮 [illegible]

焦白朮 一錢半　炒檳榔 八分（三研磨沖）　沉香曲 三錢　川通草 八分　生香附 一錢半

老蘇梗（帶葉） 一錢半　枇杷葉（去毛筋） 三錢　加鮮荷梗 尺許

右　暑邪內閉身熱不揚汗少而舌垂漾漾然脘悶痞痛便秘脈弦沃

宜從表裏樞解

大豆卷 三錢　紫蘇葉 一錢半　沉香曲 三錢　大腹皮（洗） 一錢半　法半夏

廣藿梗 三錢　江枳殼 一錢　蒼耳子 三錢　南山楂 一錢　白茯苓 三錢

嫩前胡 一錢半　川鬱金 一錢半　加太乙玉樞丹（磨沖） 三分　鮮荷葉 三錢

復　表熱雖解汗泄未通胸脘痞脹溏溏而氣未清舌苔根黃膩

氣窒痹發信適宜防其邪陷營閉

紫蘇葉 一錢　江枳殼 切 一錢　酒炒歸身 一錢　鉤藤 後下 三錢　石決明 生敲 一兩

白蒺藜 去刺 三錢　川鬱金 打 一錢　南山查 二錢　鮮荷葉汁 一錢　製[illegible]油 三錢

青防風 八分

左　秋涼外感，形凛身熱，頭疼，胸脅痛，腹脹，氣滯惟恐

熱極壞亂

紫蘇葉 一錢　江枳殼 切 一錢　大腹皮 洗 一錢　白蒺藜 去刺 三錢　生香附 一錢

大豆卷 三錢　川鬱金 切 一錢　南山查 炒 二錢　廣藿梗 一錢　焦六曲 三錢

陳香茹 八分　赤茯苓 三錢　加太乙玉樞丹 研沖 一分

復　營熱已和氣逆乾咳痰帶星紅雖止左肋內氣脹腹脹
肝脾久傷中消堪虞
桑白皮（蜜炙）錢半　製香附二錢　川貝母（去心打）錢半　小青皮一錢　白茯苓三錢
湖丹皮（炒黑）錢半　旋覆花（包）錢半　白杏仁（去尖）三錢　大腹絨（洗）錢半
老蘇梗錢半　款冬花（蜜炙）錢半　陳香櫞（炙）錢半　加鮮佛手黃七分

右　暑邪內伏時發背寒寒傷風咳痰不潤脘痛腹膨頻頻乾嗆
舊不清積居經將及三月後必嫌溏泄
桑白皮（水炙）錢半　旋覆花（包）錢半　白杏仁（去尖）三錢　川斷肉（鹽水炒）三錢　淡木瓜（炒）八分
紫蘇葉錢半　左秦艽錢半　大腹皮（洗）錢半　小青皮錢半　川貝母（去心打）三錢

右

白夕利（去刺）三錢　嫩竹葉錢半　加鮮佛手黃七分

風邪襲肺喉癢氣促咳痰濃厚頭痛鼻塞脈形弦

嗽經踰兩月腰楚帶淋漓以和化

桑白皮（水炙）錢半　炒歸身錢半　川貝母（去心打）一錢半　嫩竹葉錢半　海蛤殼（杵）一兩

杜蘇子（杵）錢半　白杏仁（去尖）三錢　款冬花（蜜炙）一錢半　川通草七分　廣陳皮七分

白夕利（去刺）四錢　旋覆花（包）一錢半

右

暑邪內伏新涼外襲身熱無汗乾嗽口燥骨節煩冤淋以

疏達之延防其內陷

大豆卷三錢　紫蘇葉錢半　青防風錢半　青竹葉錢半　桑枝（酒炒）一尺

陳香薷 七分　左秦艽 一錢半　赤茯苓 三錢　半夏曲 三錢　香白芷 七分

廣藿梗 一錢半　荷葉包 益元散 三錢　加太乙玉樞丹 二分

左

熱勢暮甚，乾噦雖除，汗泄未周，舌苔糙白，脈仍細濇斷逈而不暢，是邪挾滯互阻，得轉瘧乃可。

嫩前胡 一錢半　川獨活 一錢半　冬桑叶 一錢半　南山查 三錢　檳榔 一錢

水炒柴胡 八分　藿香 一錢半　荆芥 一錢半　左秦艽 一錢半　赤茯苓 三錢

大豆卷 三錢　川羌活 一錢

停經

右 居經五月，陽明伏熱，兼挾濕火，左偏腹痛，頭脹，時形寒熱，苔灰，脈象細數，防其增劇

紫蘇叶 錢半 白茯苓 三錢 骨碎補 錢半 生打 生香附 錢半 打碎 香白芷 錢半
大豆卷 三錢 青防風 錢半 沉香曲 三錢 川萆薢 二錢 縮砂仁 二分 后下
廣藿梗 錢半 左秦艽 錢半 加生姜一片

右 經素涌期，亦則黃水先行，腹脹腰痛，知飢而納，果便火
此肝腎兩虧，防其崩中

焦白朮 錢半 半夏曲 三錢 焦 大腹皮 錢半 老蘇梗 錢半 炙甘草 錢半

川斷肉 三錢　茯苓皮 四錢　椿根皮 三錢　川青皮 一錢　製香附 三錢

當歸身 炒 二錢　穀芽 炒 三錢

復　經無遲期，黃水綿至，淨而復來，膨脹滿腹不舒，頭暈口苦，

臟八脈皆虧，宿恐崩漏之險

雞血藤 五錢　川萆薢 鹽水炒 三錢　益智仁 炒 八分　陳香櫞皮 炙 一錢五　半夏曲 炒焦 二錢

胡黃連 炒 五分　左牡蠣 煅 一兩　廣陳皮 炙 一錢　大腹皮 洗 一錢五　川石斛 三錢

東白薇 鹽水炒 二錢　當歸身 炒　加桑寄生 三錢

右　經信逾月至，以崩後昨又頭衝脹痛，腹痛痛而有形，難

以安固，堵塞宣通

當歸身(酒炒) 錢半　元胡索 錢半　吳茱萸(黃連湯炒) 三分　紫丹參 錢半　石決明 一兩

赤芍藥 錢半　廣木香 五分　生地炭 四錢　遠志炭 八分　明天麻 八分

硃茯神 三錢　加廣東寧坤丸 一丸(去蠟殼研沖)

復　經漏雖減，腹之痛未和，按之有形，究屬癥瘕，心悸妨納，法擬

宣通

紫丹參 錢半　茺蔚子 三錢　元胡索 錢半　夜交藤 四錢　生地炭 四錢

金鈴子 錢半　澤蘭 錢半　遠志炭 七分　單桃仁 三錢　當歸尾(酒炒) 錢半

台烏藥(炒) 錢半　加寧坤丸 一丸(去蠟殼研沖)

三　經居兩月有餘，漏紅臨今未已，淋漓匝月，易于眩暈，腰酸

脉象左弦，嗜咳，痰胃，膺囤，病以嗜且囤，清

焦白术 一钱 青盐半夏 一钱 茯苓神 三钱 法防陈 一钱 炙款冬花 一钱

杜杏仁 三钱 广橘白 一钱 当归身 一钱 白前 一钱 炒苡仁 一钱

川石斛 三钱 生谷芽 四钱 枇杷叶 一片

右

经肺脉月陷，寒湿凝滞，苦剂异治，肝热脉络，坠且疏和

理肝胃二经

金石斛 三钱 黑山栀 一钱 云茯神 三钱 春竹茹 一钱 制半夏 一钱

老苏梗 一钱 苍龙齿 四钱 嫩钩勾 三钱 石决明 一钱 大腹皮 一钱

橘 白 一钱 白蒺藜 四钱 加北秫米 三钱

右 經事來前腹尚未至異常腿痠腰痛帶淋失調八脈擬和養

一法

生鹿茸一錢半 杜仲三錢 金毛狗脊三錢 當歸身一錢半 白茯苓三錢

大生地四錢 補骨脂一錢半 蘄白薇一錢半 沙苑子三錢 川斷肉一錢半

焙炒桂木一下 泡淡木瓜七分 加製桑椹一錢半

復 經又先期而腿脹甚則肢冷少腹脹痛亦行已淨八脈虛氣

㯹擬以宣通和絡

生西洋參上肉桂一錢 茺蔚子三錢 大腹皮洗淨一錢半 廣木香生打一錢 絡石藤三錢

大生地海石粉拌四錢 澤蘭一錢半 紫丹參一錢三錢 淡秋石一錢 炙甘草五分

淡木瓜　〤　當歸身(炒)　一五　加天仙藤

右　居經兩月有餘嘔泛噫多酸涎防納嗜卧形寒暮熱脉來弦滑擬和肝胃

老蘇梗(帶叶)　一五　枳實炭　一五　姜半夏　一五　白蒺藜(去刺)　三〢　川連(吴茱萸拌炒)　〡

製香附　三〢　大腹皮(洗)　一五　青防風(鹽水炒)　一五　陽砂仁　〡　橘絡　七分

代赭石(煅)　三〢　姜竹茹　一五

右　經信逾月而至腿痛腹疼痰多有塊延今半月淋漓腹疼神倦脉濡不宜固濇

當歸身(鹽水炒)　一五　淡木瓜(酒炒)　一五　台烏藥(切)　一五　生地炭　三〢　香橼皮(炒)　一五

淡吳萸（鹽水炒）四分　小茴香（鹽水炒）五分　炒荔核（一錢）三錢　茺蔚子三錢　澤蘭葉一錢五分

焦冬朮一錢五分　廣木香（生切）一錢五分　炒桃仁（去皮尖切研）三錢

右　經停至將崩象茲已兩月未至腹形漸大胃氣呆鈍脈來細濇

脾虛氣滯恐成中滿

炒白朮一錢五分　雞內金（炙）一錢五分　焦楂（炙）三錢　畢澄茄六分　川萆薢（鹽水炒）三錢

陽砂仁（研冲）五分　大腹皮（洗）一錢五分　川楝子（炒）一錢　小青皮八分　廣橘紅（鹽水炒）七分

金鈴子三錢　川連（鹽水炒）一分　加荷佩蘭一錢

右　營分內虧五火暗熾經事參差不行有淨復又淋漓入暮尤甚

挾稍少腹痞脹脈來細數舌苔膩白寒濕交阻擬以和化

黑山梔 錢半 製香附 二錢 大白芍（酒炒）錢半 白茯苓 三錢 小青皮 錢半

粉丹皮（炒黑）一錢 沉香曲 三錢 加烏藥片 錢半

右

經至參前甚則一月兩至必先腹痛左脇作冷痛瘕之墜下焦間有嘔噁上逆之象氣滯肝凌擬以和養

生西洋參（去皮切）錢半 蓬莪朮（醋炒）一錢 胡蘆巴 八分 宣木瓜（酒炒）一錢 製乳香 一錢

大生地（砂仁末三分拌炒）四錢 元胡索 錢半 小青皮（醋炒）錢半 小茴香（小黑拌）一錢 紫石英 三錢

當歸身（酒炒） 白茯苓 三錢 加上沉香屑（合並）五分

右

經信參前一月三至少而淋瀝有時腹痛痠痒之花暖脈象細數

舌不立苔素嗜酸浮易成童積

桑白皮（水炙）三錢　款冬花（水炙）三錢　烏鰂骨（炙）三錢　金石斛三錢　雲茯苓三錢

象貝母（去心杵）二錢　[illegible]（[illegible]）三錢　淡黃芩（水炙）二錢　甜杏仁（去皮尖）三錢　[illegible]三錢

右

經素參差，内熱陰虧，近又感受新邪，身熱咳嗽，引[illegible]

悸痛氣微，脘間結痞，時逆咳嗽，痰黏，舌苔膩，脉來細，莫[illegible]

治之不易圖功

金石斛三錢　旋覆花（包）三錢　川貝母（去心杵）二錢　海浮石（打杵）三錢　廣橘紅（[illegible]）一錢

青蒿子二錢　款絳眉三錢　白杏仁（去皮尖）三錢　茯苓皮三錢　姜竹茹三錢

湖丹皮（炒黑）三錢　沉香曲三錢

日前復又身熱，脈象細數，神倦少寐，營分暗虧，此屬損症

老蘇梗（葉汁炒）一錢半　當歸身（鹽水炒）一錢半　絡石藤二錢　半夏曲（包）二錢　金石斛三錢

冬桑葉（炒黑）一錢　炒赤芍一錢半　左秦艽一錢半　橘絡（鹽水炒）八分　生谷芽（包）三錢

白蒺藜（去刺炒）三錢　加佩蘭葉（炒香後下）一錢

右

血虛內熱，經阻四月，腹不滿，亦惟面色黃萎，舌苔白膩，脈象弦細

濟口乾渴飲，損耗已著，殊難速功，擬以扶土養營

冬白朮（土炒）一錢半　懷山藥（炒）二錢　白茯苓（黃皮）四錢　黑山梔二錢　五加皮（炙）二錢

綿茵陳（後下）二錢　炒苡米　京三棱一錢　赤芍（炒）一錢半　加佩蘭葉八分

復診 肉其得食易消頻思飲注經阻四月腹不滿痛舌光无苔脉形濡

細寒退熱入陰經耗血癆疾可慮

小生地 姜汁炒 四錢 当歸身 鹽水炒 二錢 茯苓皮 三錢 西茵陳 三錢 天花粉 三錢

大白芍 酒炒 二錢 鮮紅花 七分 蓬莪朮 醋炒 一錢 煨扁豆 三錢 製香附 二錢

五加皮 三錢

三 脾弱濕熱瘀滯發黃經阻四月能食渴飲漸至陰枯土衰久延

易涉損途

焦白朮 二錢 當歸身 炒 二錢 芜蔚子 三錢 茯苓皮 三錢 紫丹參 一錢五分

蓬莪朮 醋炒 一錢 赤芍藥 炒 一錢五分 澤蘭叶 酒炒 一錢五分 枳殼 醋炒 一錢五分 廣木香 生磨 一錢五分

右

經素如期，茲停兩月有餘，脘痞時升，作痛引腹，腹脹，舌苔黃。

脈弦滑數，姑擬和理肝脾

老蘇梗打 錢半　姜竹茹 錢半　瓦楞子煅 四錢　旋覆花包 三錢　小青皮 錢半

製香附杵 錢半　江枳殼麩炒 錢半　陽春砂仁 五分　陳香櫞 一錢　加鮮佛手花 一錢

野於朮土炒 錢半

右

肝脾兩傷，經信逾期，得食難運，腹鳴便泄，舌白口膩，時脘脹

中脘痛，寒濕凝結不化，擬以疏理

焦白朮 錢半　製川朴 一錢　製香附 三錢　大腹皮 錢五　老蘇梗 錢四

廣藿梗 二錢 畢澄茄 八分 枳實 七分 青皮炒 一錢 沉香曲 二錢

加鮮佛手黄 七分

右

肝逆已降，胃氣尚不能甦，居經三月，脈形流利，姑擬疏理肝胃

生西洋參 去皮 錢半 雙交藤 三錢 陳香櫞皮 一錢半 姜竹茹 錢半

製於野术 錢半 青木香 七分 金石斛 三錢 沉香曲 二錢

老蘇梗 切 錢半 石決明 生打 七錢 加鮮蓮肉 去心衣 二十

右

經居三月有餘，脘痞不舒，唇焦口乾渴，欲飲冷，易恐懼昏

閉

羚羊角 剉 錢半 黑山梔 錢半 淡黃芩 水炒 一錢 半夏曲 二錢 [illegible]

右　营热经信参前脉细口乾舌冷腹中有癥上逆肝胃未和

充足拟以清化

加鲜藕节三钱

鲜生地七钱沉打　粉丹皮钱半　金铃子钱半　当归身钱半　生山栀钱半

小川连五分吴萸一分同打去萸　姜竹茹钱半　小青皮一钱　紫丹参钱半　赤茯苓三钱

金石斛三钱　制香附钱半　加鲜稻叶一束　佛手一钱

左　居经百日用力伤络胃衰腹痛癥下坠多耳鸣头晕脉来

不调势恐崩漏气厥

潞黨參（切片）三錢　當歸身（切片）錢半　地榆炭三錢　杜仲（鹽水炒）三錢　小青皮（切）一錢

側柏炭三錢　絲瓜藤一錢　岐艾炭八分　殊茯神三錢　大原生地（用砂仁末拌炒）三錢

石決明（鹽水煅）四錢　煨木香八分

改方　去杜仲、側柏、岐艾，加

焦白朮錢半　炒烏藥錢半　淡木瓜（炒）一錢　烏賊骨（炙）錢半

右　經來踰期未淨，嘗覺色淡，腹膨，得食不運，脈來細弦，拔非一

奇經調治

大熟地（砂仁末拌炒）四錢　紫丹參錢半　沉香曲二錢　枸杞子（鹽水炒）錢半　當歸身（酒炒）錢半

菟絲子（鹽水炒）錢半　胡芦巴八分　畢澄茄八分　杜仲（鹽水炒）三錢　白茯苓三錢

香附　炒焦　加□□□

復診　經遲已淨腹時痛脹脹腑氣不實脉來細數衍在肝腎治當溫養

大熟地（陽砂仁末三分拌）里　淡吳萸（開口去）下　上官桂（去皮）下　炮姜餅（一錢）五　雲茯神（辰砂拌）三

胡蘆巴 一卄　川斷肉（鹽水炒）三　紫丹參 一五　廣木香（生切）五　小青皮 七分

當歸身（小茴炒）一五　沉香屑 三分　加鮮蓮肉（去心衣）三

胎產

徐　肺肝兩經伏熱已久，腎水復耗，乾欬絡痰，膚木盈月，夜汗，脈弦，舌白

產後營分久虧，擬從三陰調治

金石斛　三錢　青黛　七分　絡石藤　三錢　青蒿子　三錢　肥玉竹　四錢

湖丹皮　錢半　海蛤粉丸　黑山梔　錢半　白前　錢半　橘絡　一錢

叭噠杏仁　去皮尖　大麥冬　錢半

復診　氣逆乾欬累減，復又腹鳴便泄，脈右滑，木乘於脾，脾不能產

虛之體，圖功不易

冬白朮　土炒　錢半　左秦艽　錢半　廣木香　一錢　懷山藥　三錢　當歸身　三錢

陳皮　澤瀉　川石斛　茯苓　谷芽

款冬花(蜜炙) 一錢五分　白前 一錢五分　加白麻骨 三錢　焦谷芽(代茶) 三錢

三診　脾泄雖止，肢面浮腫，時發腹脹，肢清畏冷，日來少寐便溏，

總緣不和，產後營衛交虛之故也。

冬白朮(姜水炒) 一錢五分　當歸身(土炒) 二錢　雲茯苓(帶皮) 四錢　穞豆皮 一錢五分　小青皮 一錢五分

大白芍(桂枝三分拌炒) 一錢五分　朱茯神 二錢　川斷肉(鹽水炒) 二錢　黃防風(二味拌炒) 一錢五分　車前子 二錢

天仙藤 二錢　夜交藤 四錢　加煨扁豆 三錢　北秫米(包) 三錢

陳

產後五朝寒熱三日，其間寒而復感，在日晡之時頭痛譫語，

絳舌灰膩，癡少神倦，火升，昨又腹痛便泄，脈來弦數，在生前

邪滯乘虛蒸聲且晚熱熾風動昏厥莫可測也

紫丹皮 一錢半 荊芥穗 二錢 赤芍藥（酒炒） 一錢半 北細辛（桂枝汁拌炒） 三分 澤蘭叶 一錢半

大黑豆（酒炒） 三錢 當歸尾（酒炒） 一錢半 硃茯神 三錢 元胡索（醋炒） 一錢半 炮姜炭 八分

南查炭 三錢 紫石英（煅） 五錢 加廣木香（生切） 五分 回生丹 一粒

陸

產後痳淋兩月茲將半載經信月至必期而少脾不統血脾傷

腹滿前進和脾平肝之劑腹滿稍鬆脈亦和矣擬以扶土養陰

小生地（陽砂仁末三分拌炒） 四錢 歸身炭 一錢半 烏鰂骨（炙） 一錢半 香櫞皮（炙） 一錢半 茯苓皮 二錢

野於术（炒） 一錢 大白芍（炒） 一錢半 川杜仲（鹽水炒） 三錢 大腹皮（洗） 一錢半 生姜皮 二分

川石斛 三錢 小青皮（炒） 八分

舒　寒熱經旬間有疊至汗出頗多復則嘔惡嘔則完穀脈來細濇舌苔糙白其邪寓營之濕熱入肝胃營衛失和腠理不固恐虛損可虞

青蒿子 錢半　旋覆花 包 錢半　公丁香 廿只　威靈仙 酒炒 一錢　蓬莪朮 醋炒 一錢

炙鱉甲 三錢　懷牛膝 炒 三錢　畢澄茄 八分　硃茯神 三錢　炙甘草 五分

生首烏 三錢　粗桂枝 川連二分拌炒　烏梅安胃丸 包 錢半

復診　產後寒熱似瘧迄今兩月或寒或熱寒熱則必先嘔以嘔吐今經食入不化夜出盜汗頗暢而脈來細數胃呆食減之尚

由陰氣並虧虛脹莫測

粗桂枝（川連二分拌炒）　薑半夏　公丁香　煨益智仁　旋覆花

銀柴胡（水炒）　天竹黃　蓽澄茄　淡吳萸　雲茯神

生首烏　白前　加炙甘草　紫石英

程

產後五朝三日即形寒戰身熱汗淺迄今不解有時氣逆欬嗆甚則眼黑神蒙痲痹頗少腹無痛發素體虛寒感風邪寒濕乘機發越舌苔膩黃中有裂紋脈來三五不調診恐汗脫之變

粗桂枝七分　蒼龍齒（煅）　羚羊角尾　澤蘭葉　桔梗七分

初三前 [illegible]

肥玉竹 三錢　枸杞子(炒) 一錢五分　加小紅棗 三枚

阮　據述小產後乳枕作痛乳脹不宜恐結核方防懷抱成癰

當歸尾(酒炒) 一錢五分　蒲公英(酒炙) 三錢　明乳香(去油) 一錢五分　元胡索(炒) 一錢五分　澤蘭 一錢五分

真桔梗(打) 三錢　焦麥芽 四錢　赤芍(酒炒) 一錢五分　淡吳萸(開口去炒) 一分　茺蔚子 三錢

南山查(炒) 三錢

陳　產後五朝惟時瘀行頗暢惜乎用力太過膀胱下墜直逼糞道似欲大便愈掙愈墜少腹陣陣痛瘀行將歸極為危險之候且恐易痙厥

黄芪皮（水炙）三钱　赤芍药（酒炒）钱半　南山查三钱　小茴香（一分同研）
蓬莪术（醋炙）钱半　绿升麻（蜜炙）五分　小青皮钱半　广木香（磨冲）
当归身（酒炒）三钱　乌药片钱半　加天竺黄一钱

王

产交半月，蒸热五日，其间退而复来，风邪热恋不舒，头晕眼
黑，骨节酸疼，舌白口腻，胸痞，疹少未透，寐不宁，时过未眠混
邪因蕴结，防其昏闭之变

荆芥穗（炒黑）三钱　牛蒡子钱半　金石斛三钱　紫丹参钱半　前胡钱半
大豆卷三钱　江枳壳钱半　泽兰钱半　湖丹皮钱半　象贝母三钱
加鲜佩兰（後下）钱半

問心煩曾經神蒙氣鈍痰行不暢大便不一二解脈弦舌白膩滯

內蘊濕痰載與上行驟然嘗未爲

江枳實 錢五 老蘇梗 錢五 炒檳榔 二錢 沉水香 五分 磨沖 荊芥穗 一錢 一錢

澤蘭 錢五 炒大黑豆 三錢 南山查 三錢 小青皮 一錢 川貝母 去心打 三錢

猪茯神 三錢 蒼龍齒 先煎 四錢 加老枇杷葉 去毛包 三錢 上西淮州湯代水

黃 產前兩朝形寒身熱已經九日其間飲食俱作疹已漸退頭

脹掣腦痛脘中刺痛初定後漲肺氣尚未宣通衛陰大

傷營衛失諧必得肺胃清肅方可反復

生西洋參（去皮）一錢　青蒿 錢半　赤茯苓 二錢　柏子仁（杵）二錢　南查炭 三錢

生首烏（去皮切）四錢　湖丹皮 錢半　川貝母（去心杵）二錢　江枳殼（麩炙）一錢　小青皮 一錢

石決明（生杵）四錢　真荊芥 二錢　炒鮮蓮肉 二錢

湯

傷胎而產後已兩月，瘀行淋漓不淨，腹膨時痛，脈濡舌苔垢白，濕暑內蘊，防其崩中。

廣藿梗 二錢　雲茯苓（土炒）錢半　蘄艾炭 七分　製川朴 七分　烏藥 錢半

川石斛 錢半　烏賊骨 錢半　廣木香（生切）一錢　地榆炭 二錢　白茯苓 三錢

焦白朮 錢半　川斷肉（鹽水炒）二錢　炒鮮藕節 七個

複診　產後瘀行淋漓，迄今兩月，經而復至，腹內疼痛，脈來數……

桑白皮（水炙）三钱　当归身二钱　茜草根（炙）钱半　台乌药（切）钱半　岐艾炭八分
杜苏子（一钱研）钱半　鹿角霜钱半　地榆炭三钱　小青皮（醋炒）一钱　白茯苓三钱
白前钱半　川贝母（去心打）钱半　加莲房炭三钱　鲜藕节二个

張　產後惡露行半月而淨，復來迄今五十餘日，淋漓腹楚，兼感風咳，
痒疲色皆萎，納鈍，脉濡右數，防成久延勞損。
桑白皮（水炙）钱半　当归身钱半　乌贼骨（煅研）钱半　杜苏子（一钱研）钱半　小青皮一钱半
地榆炭三钱　广木香（生打）七分　白杏仁（去尖皮打研）三钱　粉丹皮（炭）钱半
款冬花（水炙）钱半　枇杷叶（去毛）三片

復診 痲淋已淨，尚覺腰楚脊痠，無力，咳嗆未平，產虚營氣兩虧，究恐延成蓐損。

桑白皮(炒) 錢半　肥玉竹 三錢　款冬花(炙) 錢半　川斷肉(鹽水炒) 三錢　茯神 三錢
白前 錢半　烏賊骨(醋煅) 錢半　當歸身(炒) 錢半　川貝母(去心研) 二錢　橘紅 八分
側柏炭 三錢　生石決明(杵) 七錢　加鮮枇杷葉(去毛) 二片

程 妊娠五月，因力傷胎而產，匝今三朝，胞衣不下，脉來柔不流暢，閃惡從腹瘀阻，擬恐將上衝，宜先溫通。

歸尾(酒炒) 錢半　澤蘭 錢半　冬葵子 錢半　荊芥(炒黑) 三錢　查炭 三錢
茺蔚子 三錢　紅花 五分　黑干姜 八分　懷牛膝 三錢　炒延胡 錢半

沉香屑　[illegible]　加金箔衣

洪　產甫半月身熱七日而解，後因勞動，寒熱又作，延今未退，舌苔灰糙，頻頻乾咳，汗泄神倦，頭暈耳鳴，脈滑遲不爽，瘀行色淡，暑熱濕滯，乘虛竊發，病在少陽陽明，深恐蒸熱風動昏陷

柴胡（鱉血拌）八分　丹參 錢半　山查（炒）三錢　赤茯苓 三錢　[illegible] 三錢

青蒿 錢半　歸尾（酒炒）錢半　澤蘭 錢半　枳殼 一錢　薑竹茹 [illegible]

丹皮 錢半　沉香曲 三錢　生決明（打）[illegible]　乾霍斛 [illegible]

風痺

潘 裒挹尚熾，髮及痛痠未清，四末痠楚，心悸腹痛，脈來弦數，胃陰久困，營氣暗耗，理之殊難

大生地（炒） 鮮霍斛 牛夕炭 麥冬（青黛拌） 硃茯神

丹參 羚羊角 知母 姜黃（炒） 橘白七分

風化硝 茯苓 加桑枝膏 烏藥汁

復診 陽明火降，胃氣未振，肢麻腰脛，心悸脈濡，得食不運，營陰內虧，癸信踰期，擬以和養

石斛 黑梔 天仙藤 歸須 小草（蜜炙）

生炙[illegible]甘草　[illegible]　茯苓　十[illegible]

赤芍 一錢　陳皮 鹽水炒 一錢　北秫米 包 三錢　油松節 炙 三錢

江

有年體肥痰重，三日前痰火上升，神呆不語，濇濇溲溺下襲足難

觸。俐舌糙脉小，兩手抽搐，營陰內耗，肝風暗鼓，勢防痰升發厥。

羚羊角 一錢、[illegible]青蒿 錢半　紫貝齒 煅打 七錢　製膽星 七分　化橘紅 炙 七分

懷牛夕 鹽水炒 三錢　硃茯神 三錢　天竹黃 一錢半　嫩鉤勾 後下 三錢　石菖蒲 [illegible]

煨天麻 八分　風化硝 後下 七分　加活絡丹 去殼研沖 一丸

袁左　肝腎不足，濕痰痹絡，以致氣攻作痛，遊行無定，舌糙脉數日易

于成瘍

生穹朮 [illegible]　杜蘇子（研） [illegible]　沉香屑 [illegible]　桑寄生（焙） [illegible]　半夏曲 [illegible]

川獨活 [illegible]　萊卜子（研） [illegible]　天仙藤 [illegible]　白芥子（研） [illegible]　通草 [illegible]

歸須（酒炒） [illegible]　薤白頭（酒炒） [illegible]　加油松節（炙） [illegible]

復診　絡虛痰濕痹阻，衛氣上逆，遊行攻走，時覺腹與兩脇痠脹，溫補溫腎，恐其時也。

生穹朮 [illegible]　畢澄茄 [illegible]　九香蟲（焙） [illegible]　淡木瓜 [illegible]　萆薢（鹽水炒） [illegible]

杜仲 [illegible]　胡蘆巴 [illegible]　沉香屑 [illegible]　獨活（[illegible]） [illegible]　油松節（炙） [illegible]

蘇子（研） [illegible]　紫石英（煅） [illegible]

三診　日來悉杌經降，兩脇之痛亦減，絡虛痰濕內痹，進補恐礙

川獨活（鹽水炒）錢半　胡芦巴一錢　枸杞子（鹽水炒）七分　川斷肉（鹽水炒）三錢　淡蓯蓉一錢

桑寄生（焙）錢半　杜仲（鹽水炒）三錢　加白茅根（洗）三錢

四診　濕阻漸化，痺絡痰氣未徹，腿膝之痠疼，足運咳嗆不止，泄瀉

玉竹三錢　桑皮錢半　葶藶子（研）錢半　甜杏仁（去皮尖）三錢　牛膝（鹽水炒）三錢

旋覆花（包）錢半　淡木瓜（鹽水炒）一錢　歸須（鹽水炒）三錢　狗脊三錢　補骨脂（鹽水炒）錢半

胡芦巴一錢　杜仲（鹽水炒）三錢　加白茅根（洗）三錢

五診　痠濕痺絡未徹，表疏復感新涼，身熱乃解，胃氣轉銳，兩膝腿膀痠痛之不時，又氣逆咳嗆，脈弦右細數，和絡兼治

參須（另煎冲）七分　半夏曲三錢　火麻仁（研）三錢　補骨脂（鹽水炒）錢半　萆薢（鹽水炒）三錢

藿兵錢半　胡芦巴一錢　牛夕炭二錢　杜仲（鹽水炒）三錢　茯苓三錢

畢澄茄七分　扁豆衣三錢　絲瓜藤三錢

天仙藤三錢　二味代水

風痹

瘕癥

陳　形寒潮熱已延十月咳吐白沫脇痛溏泄汗多無寐近來積
及脾胃腹瘕攻痛理之頗易
銀柴胡（鱉血拌炒）一錢　青蒿根三錢　款冬花（炙）錢半　懷山藥（炒）三錢　海蛤殼（打）一兩
丹皮（鹽水炒）錢半　乾百合錢半　肥玉竹三錢　炒元胡錢半　烏藥（切）錢半
金石斛三錢　旱蓮草五錢　加姜竹茹錢半　小紅棗四枚

徐　脾泄雖減小溲短而腹瘕日前積痞已通腹左尚堅有痞
病根尚深元殊非易事
台參須（另煎冲）一錢　川石斛三錢　淡吳萸（鹽水炒）廿粒　牡蠣（煅）七錢　澤蘭錢半

生野朮錢半　歸身炒錢半　炒小茴白研一錢　海金沙三錢　胡蘆巴一錢

大生地炒四錢　加雄鷄腸一條生淨洗合煎

復診　脾胃漸和，汗泄未止，腹瘕尚堅，攻逆小渡頻數，少腹痠楚不舒

下陷，擬以固益兩塗治元

台侯參吉林貢一錢　桑螵蛸錢半　金櫻子錢半　大生地四錢　白芍炒錢半

熟女貞　煅牡蠣四錢　炒元胡錢半　覆盆子三錢　澤瀉錢半

懷山藥四錢　黑棗仁白研三錢　加雄鷄腸一條白礬水洗淨合煎

徐

素係陰虧，以致經事參差，每未及期，得之今則淋漓散腹

腹瘕易逆，筆歸不掛，然後三錢

旋覆花（包）錢半　焦六曲三錢　川斷肉（鹽水炒）三錢　秋蟬錢半　白茯皮錢半

姜竹茹錢半　代赭石（煅）四錢　製香附（杵）三錢　白薇（鹽水炒）二錢　老蘇梗（切）錢半

金石斛三錢　淡天冬一錢

復診　帶淋得緩復又腹痛便瀉陰虧脾弱致胃納式微且熱

和化

炒焦野於朮錢半　烏藥汁錢半　帶皮苓三錢　懷山藥（切）三錢　杜仲（鹽水炒）三錢

畢澄茄一錢　沙苑子三錢　生木香錢半　炒扁豆三錢　春砂仁八分

加金石斛三錢　生穀芽（包）四錢

程　腹痛漸平右腹脇突痛甚是肝邪犯於肺絡也舌苔糙白

渴不欲飲，是溼積于陰經，癸行消導，排以苦泄兼滲

製川朴一錢　九香蟲（焙）一錢　雨茯苓（鹽水炒）一錢半　白蔻七分　香附（醋炒）三錢

上肉桂（飲前末沖）八分　姜半夏二錢　竹茹（姜汁炒）一錢五　川斛三錢　萊菔（[illegible]）三錢

胡蘆巴一錢半　牛膝（鹽水炒）一錢五　生薑渣二錢　鮮稻穗一枝

常淋

張右　心火下熾，溼热下注，便則淋澀並不作痛，脈右部濡數，左部寸口独弦，水火不濟，惟恐火甚延成下痛，擬泄化法。

土炒白朮 一钱半　龍胆草 五分　茯苓 三钱　黑山梔 一钱半　細生地 四钱

鹽水炒川連 五分　桑螵蛸 一钱　澤瀉 一钱半　海金沙 三钱　辰砂拌燈心 三寸

炒懷牛膝 一钱半　芡實 三钱

周　淋濁止而復來，溼火留戀未清，日來目赤齒痛，舌苔黃，左部脈象細弦，營虛火熾，仍宜泄化。

鎊羚羊角 一钱　生研青蛤散 包　赤猪苓 三钱　研冲西珀 二分　酒炒龍胆草 五分

小川連鹽水炒五分　生石粉三錢　赤茯苓三錢　淡猪苓炒二錢　澤瀉一錢半

復診　濕火蘊結三焦，頭脹目赤，悶癢不舒，舌白質絳，稍熱時[illegible]，淋濁溺時澀，脈象沃塞，氣機窒痺，擬宜化法。

鮮生地打五錢　蔓荊子三錢　知母鹽水炒二錢　車前子　川柏炭一錢

羚羊角劇三錢　石蓮白殼炒三錢　熟軍一錢　澤瀉　[illegible]全一錢

白夕利去刺炒三錢　川連鹽水炒五分

金

勞怯

内經云女子二七而天癸至茲已逾期月信未通咳嗽輕平
内熱素盛舌苔薄白脈形細弦此屬素稟先天脾胃健運
然後肝腎充足應宜和養肝脾方法　候

炒於朮 錢半　歸尾酒炒 錢半　炙款冬 錢半　光蔚子 三錢　炒六曲 錢半
小生地酒炒 三錢　赤芍酒炒 錢半　川貝去心 錢半　澤瀉 錢半　炒米仁 三錢
金石斛 三錢　青皮 一錢　加生熟穀芽 三錢

勞怯

許

夏間發熱咳嗽癸信即止延今六月有餘寒熱綿延咳
嗆咽乾舌絳苔白脈來細數風邪動火抑鬱不舒肌肉

日前損机著矣

鹽水炒 銀柴胡 一錢　鹽水炒 知母 二錢　飛青代拌 海蛤殼 一兩　茯苓 三錢　豬膽汁拌 青蒿膠 二錢

打 鮮生地 六錢　炒丹皮 二錢　白前 二錢　花粉 三錢　炙款冬 二錢

青蒿子 三錢

王氏醫案

劉　左　飲邪蓄肺，清肅不行，乃作咳嗽，因來兩載，遇大節而發勤，痰粘難吐，脇痛音啞，重濁，脈弦黃，胃素喜嗜酒，既有此患，宜守少進。

金沸草　雲茯苓　生米仁　海浮石　雞距子

款冬花　製半夏　炒枳殼　生蛤殼　白蔻仁

光杏仁　炙兜鈴　黃子絲瓜絡

高　左　瘧傷肝脾，久不和諧，以致納少運遲，宿癖攻撐，形瘦神疲，大便常溏，脈濡弦細，舌苔薄白，培土和木以治之。

炙鱉甲　雲茯苓　炙甘草　扎佛手　炙内金
黨參炭　製半夏　炒白芍　炒枳殼　焦谷芽
焦白朮　炙廣皮　淮山藥

復

進六君子湯加味，猪痢較平，穀納亦增，無如脾弱積濕，面黄神疲，脈仍濡弦，舌苔薄白，運中陽以和木為議。

何如

黨參炭　炙甘草　雲茯苓　炒白芍　煨肉果
台白朮　製半夏　淮山藥　補骨脂　扎佛手
炙鱉甲　炙雞金

三診　脈弦乃肝之屬，妻今應見於右關，得之且帶濡細，顯見脾胃不和，木乘土位，癖撐便溏也。宜矣際此妻今總度肩勢必得轉机。

黨參炭　雲茯苓　炙鱉甲　淮山藥　延胡索

台白朮　炙雞金　炒川楝　補骨脂　煨肉果

炙甘草　炒白芍

金左　勞碌之軀，肝營有汁，鬱傷脾胃，痰濁互結，乃致脘悶作嘔，納減，噫遲，神倦耳鳴，少寐，脈情濡弦，舌白苔糙膩。

且從木土調治

老蘇梗　辰赤苓　炒枳殼　生香附　廣鬱金
製川樸　製半夏　福澤瀉　陳乾姜　乾佛手
代赭石　炙新會　炒砂仁末

凌

酒客濕熱偏勝積於胃而生痰貯肺咳嗽有由來也
自冬举发迄今不已痰濃且黄面色萎黄脉弦细少氣
并舌苔黄剝底泥膩之候未易治也

金沸草　炒元參　雲茯苓　生苡仁　海石
款冬花　川石斛　炙新会　黛蛤殼　冬瓜子
家蘇子　真川貝　青竹叶　老芦根

俞

咳嗽自去秋病後而起，交春見紅，從來咳痰，氣機胸膈隱隱疼痛，氣不順，宜胃納不楚，脈左滑，舌苔黃，壽高不任疏達，堅痰必然偏勝，甚宜清降，切忌膏羊。

金沸草　雲茯苓　生苡仁　粉蛤殼　炒竹茹

款冬花　炙桑皮　海浮石　冬瓜子　絲瓜絡

炒萊菔子　真川貝　老枇杷葉

嚴

咳嗽久綿，進肅肺順氣和胃化痰法二三劑，原難取效。痰吐依然不爽，胸膈頻痛，胃納尚未如常，脈滑而帶數，

恐變度陷再見紅絲，經[illegible]不能照常作時[illegible]治

金沸草　雲茯苓　杜蘇子　瓦楞子　薏苡仁
款冬花　製半夏　海浮石　生蛤殼　白蔻仁
光杏仁　茉絡陳皮　水炒竹茹

施

飲食生冷不節致傷脾胃肝木順乘陽明瘀腹有形攻
痛面黃納減運遲二便難通不暢脈濡而弦舌白膩利減
杭從事
焦白朮　小青皮　海浮石　小茴香　使君子
炒枳殼　川楝子　炙內金　山查炭　焦穀芽
廣木香　延胡索　炒砂仁末

葛　昔賢云有聲有物曰嗽夫胃為生痰之本挾受飲則入肺
挾邪擾金鐘擊之則鳴錯延幽月右降無權左升莫制岩
脇之撐痛何疑脈弦而滑面黃納減曾經見紅今舉脇
痛緣氣火偏熏之後所不宜肝雖難矣然於日夕

代赭石　雲茯苓　生苡仁　海浮石　真川貝
旋覆花　款冬花　白蒺藜　生蛤殼　絲瓜絡
炒蘇子　黃絡陳皮

復　前進理肝脾以和絡化痰法咳嗽依然痰黏難吐舌苔白黃膩
黃苔厭睡他見收小脈弦滑而苔黃膩前方以消

代赭石　雲茯苓　炒蘇子　白石英　海浮石

旋覆花　製半夏　生蛤殼　絲瓜絡　苡米仁

北沙參　叢絲陳皮　老枇杷叶

呂　肺火清肅咳嗆見緩肝鬱乘胃脘悶顯堄面黃神倦納減運遲脈濡而弦苔黃肅金平木以健土

金沸草　雲茯苓　川楝子　炒枳殼　東白芍

代赭石　炒蘇子　延胡索　瓦楞子　乾佛手

款冬花　炙新会　炒砂仁末

顏　弄璋之喜纔得喪明之戚即加氣鬱生火能煽痰互結

上焦乃致喉嚨不利食入似有物阻面黃神倦胸中隱隱而痛脈滑舌白膩以順氣化痰清火

老蘇梗　冬桑叶　元精石　代赭石　雲茯苓

京元參　鹽水炙橘白　炒蔞皮　生蛤殼　乾佛手

真川貝　海浮石　老枇杷葉

毛

溫邪由口鼻吸入肺胃之中毫氣滯阻肺素有熱痰得此相搏而為病已經一候表熱不揚並無汗泄此邪不外達遂傳膽中於是乎神識模糊寐而語言言無序曰譫寐而語言曰讛胸煩悶而太息咳嗆頻頻吐苦

苔板黃燥渴尖半光紅有刺面黃青晄唇腐齦花白脈
情左弦數大右部數手指微震因風晴陡高年平昔燥
勞溫邪日最且易燥潑昏動赫津在斯時也安圖之際立方
甚難棠邀勉擬不識候政

羚羊角　淡豆豉（二錢先煎）　廣橘絡　炒穀芽　硃茯神
元參心　鮮生地汁　新會陳皮　石決明　天竹黃
鮮石斛　真川貝

復　風溫屬陽邪兼挾痰熱必先犯上引動少陰擾作火燄時
積熱一起形之於表發熱牙齦裡刺印行蘭燗如此已經兩候

其色青黃殭而不脫穢氣直沖但痒不痛涎向外流顴
腮焮脹舌苔浮黃脉左滑數右大於左毒火正在燎原未便
撲滅病勢之體不變立斃矣昔賢云急則治其標乃舉
勇者為先今同擬宗其道以鹹苦甘寒味不識協否

香犀角　京元參　蜜銀花　金知母　黑山梔
川黃連　粉湖丹　原連翹　煨石膏　人中黃
鮮生地　淡黃芩　青竹叶　老芦根

姚

高年脾失健運水穀之精微而變濕痰上射於肺
清肅無權乃作咳嗽由來一載日以益劇形瘦神疲

氣逆脉濡弦滑舌苔潤膩理之殊費經營

北沙參　雲茯苓　肥玉竹　炒苡米　海浮石

家蘇子　製半夏　淮山藥　生蛤殼　白蔻仁

款冬花　炙鷄金

復　高年下體先瘇而皮痛氣喘疲難顯然坤陽失運肺

肅無權脉情濡弦而滑苔黃潤膩形神憔悴胃納不起

六君子湯加減爲治

吉林老山參鬚　雲茯苓　淮山藥　肥玉竹　白石英

土炒野於朮　法半夏　家蘇子　海浮石　炒米仁

炙款冬花　炙兜鈴　蛤粉炒阿膠

三診　咳嗽減而復勤痰稠氣淺形瘦神疲穀納不多脉情弦
細濡滑舌苔濁膩立春在迩高年恐有變波

北沙參　雲茯苓　川石斛　炒米仁　肥玉竹

炒蘇子　宋半夏　淮山藥　麥冬肉　炙五味

炙款冬花　炙兜鈴　蛤粉炒阿膠

張　經言肺為五臟華蓋其質最嬌幼體涼必受嫩就受
風溫乃作咳嗽痰不善吐音聲不朗左脉弦滑舌苔膩
自近來肺削閉甚多須預防之

粉前胡　霜桑叶　肩蘇梗　生蛤殼　馬兜鈴

炒牛蒡　炙橘白　海浮石　白桔梗　炒竹茹

大杏仁　象貝母

姚　欬嗽不已，肺氣日虛，脾胃大困，故氣淺痰多，形瘦納少，

脉情細弦軟數，立夏初度，年老尤宜防其變。

北沙參　潞黨參　雲茯苓　炒苡仁　炙款冬

麥冬肉　野於朮　宋半夏　款冬花　煅磁石

炙五味　淮山藥　蛤粉炒阿膠

唐　中氣不足，木橫涅嘈三年，屢噫酸水，自去秋以來，胃部

不时脹痛神情倦怠納減運遲作噯便更或微而溺色變脉
濡弦細擬從木土調治

代赭石　雲茯苓　焦白朮　建澤瀉　土炒白芍
老蘇梗　宋半夏　炒枳殼　淮山藥　焦穀芽
炒黨參　炙甘草

復

進建中平木以利溼脘部脹痛旋緩噫氣亦減惟胃納
不饑小溲色變脉濡細過舌苔薄白宜節勿勞是幸

川石斛　珠茯苓　炒麥仁　淮山藥　代赭石
西潞黨　宋半夏　東白芍　炒枳殼　焦穀芽

野於朮　炙新会

復三

脘部脹痛大減噫止納增二便通暢神氣亦達惟脈形
未和苔仍舊黃有時心悸嘈雜或撐方脘前意出入
川石斛　茯苓　炒棗仁　炒枳殼　淮山藥
炙鱉甲　宋半夏　代赭石　東白芍　乾佛手
野於朮　炙新会　炒穀芽

陸

風溫疫癘並發兼之素嗜陽經熱內蘊化毒發
身熱壯盛形面肢體紫點密布咽嗌硬礙喉痰乾
嘔脈弦數大舌光色絳口渴引飲脘少陽之明治

鮮沙參　鮮生地　金銀花　焦山梔　炒知母
炒牛蒡　冬桑葉　原連翹　紫馬勃　板藍根
真川貝　粉丹皮　青竹叶　茅根肉

復　溫毒發斑于肢體，雖得營分毒洩，熱從表達，
熱勢畧減，紫色稍淡，惟咳嗆黏痰，脈數口渴，舌光
色絳，方從前意出入。

鮮沙參　真川貝　原連翹　金銀花　炙知母
鮮石斛　冬桑叶　焦山梔　板藍根　淡竹叶
鮮生地　湖丹皮　鮮竹葉　茅根肉

秘

經言肝為風木之臟相火內寄體陰而用陽惟剛而
主動全賴腎水以涵之血液以濡之肺金之氣以
平之中宮敦阜之土以培之其剛勁之性自然得以柔和
何病之有自從去年秋抱西河之戚憂鬱過度嗜煙水
虧之體厥陽化風殺疫內擾靈竅心營暗耗故先得怔
忡症此神志與腎不相眷戀遂為子午不交入春肝木行
令竟致徹夜不寐寅卯時聞鳥聲必頭眩耳鳴心悸肉
瞤如筋相暈逆如甚在巳兩月矣近來勢雖緩經日有數
度發後自搖撼指端風淫末疾也刻診脉六部皆細弦軟

滑舌苔白而裂表不剥所胃故飲食尚可目下立方含青陰潛陽寧神定志熄風化痰之外别無他法於調攝靜養工夫猶當加意屬管窺之見未識　諸高賢先生以為何如

元武版　大生地　蒼龍齒　淡蓯蓉　東白芍

清阿膠　酸棗仁　带心麦冬　柏子仁　穭豆衣

製首烏　茯神　甘枸杞　[illegible]

胡　素體陰液不足肝胃氣痛自幼時起已歷廿載少腹有塊或如卵或若梗厥陰虛氣橫逆日甚一日挾濕飲由絡

而通膜於是乎脘右連脇則脹脹則頭高或時嘔噦而罕
每日如是竟令不飢不納中州之氣被困也何疑吾失半質
白根中苔黄潤脈左關弦細右寸關軟滑餘部均弱勝
紅屬虛發此證細究其原屬屬足三陰臟真不足其最甚
是陰液夫胃主五液液之衛即水衛發源營所本本之權體
既衛所用無制於陽陰盤踞啟作寒熱熱之緣所證
在左而兩脇皆屬屬胃氣欲失下行任説一本順乘橫肆
丹溪所謂上升之氣自肝而出也若論其治法切不可
因痛甚而屢投破氣攻伐之劑希圖速效而正氣真

痃未免暗耗偏旁虛而純補猶恐氣機愈窒目下立方
只得通補兼施通不傷絡補不滯氣未識何如
炙鱉甲　酸棗仁　左顧牡蠣　野於朮　米炒陳皮
製首烏　炒白芍　炒白芥子　漂茯苓　姜製半夏
大生地　淡蓯蓉　北五味　淡乾姜

黄　經言膽屬坤土喜溫而惡濕既經飲冷受寒于大腸曲折
之處其氣日被其戕損失默化之權面黄納減行撐脹
脾陽所傷殘之甚矣脈濡細數右中兼滑病經歲載
天生氣不足是以形體不充久藥方能奏績

黨參炭 炮姜炭 炒枳殼 防風炭 地榆炭

野於朮 粉歸身 炙甘草 煨木香 蓮肉炭

淮山藥 土炒白芍 炒穀芽 料豆衣 伏龍肝 煎湯代水

戴

足厥陰肝性喜條達鬱則挾痰成核時升至咽喉云乃下胃部常痞脈濡帶滑舌苔膩而不渴高年得此難除根株

蘇叶梗 雲茯苓 金佛草 生蛤殼 炒枳殼

製川樸 製半夏 代赭石 姜汁炒桑皮 乾佛手

廣鬱金 甜新會 姜竹茹

徐　痰飲肺氣清肅無權肝鬱挾濕痰乘机犯胃致氣逆時寒閉心有音咳嗽不暢脘痞納少欲噫不得脈弦兼滑苔色老黃旋降泄化為治

旋覆花　雲茯苓　炒枳殼　生米仁　款冬花

代赭石　製半夏　瓜蔞子　光杏仁　白蔻仁

炒蘇子　炙雞金　乾佛手　鎊沉香

孫　肝胃不和氣滯濕阻痹撐納減面黃神倦脈右弦過左部濡滑舌苔根白厚患此證有月信最為關係調則無妨

老蘇梗　雲茯苓　炒枳殼　製香附　薏苡仁

製川樸　製半夏　焦穀芽　炒丹參　乾佛手
代赭石　炙鱉甲　炒砂仁末

復　前進通降之道以和中央，痛癖得減，面部黃色退淡，穀納漸馨，脈轉較滑，誠佳境也。

川石斛　雲茯苓　老蘇梗　炒東甘　炒枳殼
嫩代赭　製半夏　焦白朮　炒丹參　乾佛手
炒淮山　炙新會　玫瑰花

三診　痛癖得平，知其肝木自和，無如大便艱更不遂，面色尚帶萎黃，脈情右關滑大，舌苔根黃，極當和健運化

川石斛　雲茯苓　廣木香　山查炭　雞内金
淮山藥　製半夏　老蘇梗　乾佛手　焦穀芽
江枳殼　炙鷄金　炒砂仁末

鄭

病後餘邪熱留戀肺胃，肺司喉，胃司咽，邪熱上薰，故作哽痛，而且微腫，咳吐粘痰，内熱頻寒，脉數，苔黄，宜佐鹹苦甘寒味。

元參心　霜桑叶　川石斛　炙知母　粉丹皮
紫馬勃　大連翹　廣橘叶　黄甘菊　冬瓜子
真川貝　黑山梔　老蘇枇杷葉

王

去秋久病痢延傷及陰脾近來大便溏薄此因思慮所
致穀納減少形瘦神疲腸腹時鳴脈情濡弦細然運坤
土氣順之方能金至于鮮發明安得不避忌

黨參條　雲茯苓　煨石膏　炒苡仁　東白芍
焦白朮　補骨脂　炒枳殼　煨肉果　炙鷄金
淮山藥　白扁豆　炙黑甘草

李

經言胃為陽土司納金精是太陰以運化既經勞倦又加
濕熱内侵故見之證思慮傷脾相健法得效但脈濡弦
過舌白不渴方變前意

老蘇梗　云茯苓　福澤瀉　炒苡仁　白蔻仁
製川樸　製半夏　炒枳殼　淮山藥　南棗
台白朮　炙款冬　乾佛手片

陳

曾患失血證每發必作咳嗆肺葉之氣陰虛弱何疑際此長夏陽氣升泄炎暑濕行從天下降之陽邪大半口鼻吸入手太陰臟居上焦必先犯之痰多咳嗽耐此遂即見紅夫肺與大腸相為表裡臟邪傳府乃作腹痛便泄旋為赤痢脘痞不飢溺色變黃且經舌苔黃根厚此證脈當得濡緩遏數之屬今反弦大殊為不符但素嗜

洋煙因病而多吸者其性能升能降得其升力而如是者往往有之姑置勿論今以理議治宗急則治其標例以辛芳宣化爲主甘溫淡滲佐之未識然否

煨木香　乾佩蘭　福澤瀉　藕節炭　炒丹參

黃芩哌　原赤苓　山查炭　焦穀芽　益元散

原金斛　炒枳殼　鮮佛手片

按　考諸內經五臟中最嬌者肺耳既受煙燻既客邪清肅不行遂致咳嗽陣勤痰不善吐多哭而使音嘶脈滑舌白膩手太陰肅肺

白前胡　冬桑葉　青荷頭　光杏　白桔梗

生紫菀　炙橘紅　海浮石　冬瓜子　炒竹茹

象貝母　馬兜鈴　老枇杷葉

朱

天癸臨期之後，濕熱挾痰而來，蓋衝脈隸于陽明，血虛邪湊故也。夫濕以滑骨利關節，全藉營陰既虧，則外風乘襲，引動陰之風在善行而數變之氣，其主收主引于是手腰脊一痛，四肢體拘攣，頭向後反，月小難開，牙齒緊閉而帶油光，舌本強縮捲牢，竟依湯飲點滴難進云，苔尖厚黃根不能視，脈左空弦大為日長弱，右部弦大見

如此證得如此脉，合而論之，瘧象昭著矣。起甫六日甫了
反張在乎目前。昔賢云：有謂風先治血，血行風自滅之旨。
今雖宗其意，然杯水車薪，鮮克有濟耳。

川桂枝　明天麻　白蒺藜　粉歸身　小川芎
大生地　甘枸杞　青防風　厚杜仲　川斷肉
乾首烏　杭甘菊　酒炒桑梗　酒炒絲瓜絡　酒炒廣橘絡

復

天行酷暑，由口鼻而入，則多肺胃邪。既蘊蓄其間，一失清
肅之權，權失下行爲順，肺之喉胃嚥咽，於是乎喉痛作矣。
者亦隨其塞，如是情形四日，繼增嘔噁，頻吐膩涎，渴疲

舌本部強而語音不利湯飲點滴不進表熱似有若無神煩時欲坐起舌苔黃潤脈左細弦右濡數濇寸部最為無力憑證脈而論未病真陰先虧且平素勞疲火交結太陰陽明蘊熱邪重見痙厥額汗喘脫之虞難全　季玉仁兄大人議以清豁為主以保肺平胃冀其轉旋于萬一

桑白皮　西洋參　炒牛蒡　炙知母　黑山梔

鮮竹瀝　紫蘇子　廣鬱金　生蛤殼　元參心

老玳瑁　真川貝　金銀花露　枇杷葉露各半杯沖入

張

寒飲留肺痰氣滯胃致咳嗽吐膿痰音瘖悉粗自來

半載必嘔血脉弦而滑肅肺和絡以化痰

炙紫菀 雲茯苓 光杏仁 生米仁 代赭石

金沸草 款冬花 川貝母 海浮石 絲瓜絡

蜜蘇子 炙款冬 老枇杷葉

復

進溫潤肅化法音聲稍遠未朗咳嗽依然不減痰吐濃黄

咽系氣逆息粗脉弦而滑舌白不渴由肺輸而入内臟經

進蕩滌之品難於肅清之功三伏未終立秋又屆金流

火氣易吐炎光之處病經轉机

炙紫菀 南沙參 雲茯苓 生苡仁 炙款冬

金沸草　海浮石　竹瀝炒半夏　粉蛤殼　炒銀杏

款冬花　炒蘇子　稿葉下濾蘆根汁代水

三診　連進溫潤肅化法，音聲漸達，氣逆稍平，無如咳嗽運聲濃黃痰一吐而方停，脈時滑，舌白，欲求聲清咳止難，必寒飲徹盡。

金沸草　款冬花　雲茯苓　炙紫菀　炙桑皮

粉前胡　海浮石　法半夏　生苡仁　粉蛤殼

光杏仁　炒蘇子　白蔻仁

四診　久咳不已，疊進溫潤肅化，音聲頗覺爽滑，咳痰較前

濃黄脉滑舌白當從前進步以冀寧謐痰留一些無害

桑白皮　款冬花　米仁　雲茯苓　白石英

炙紫菀　家蘇子　光杏仁　法半夏　炙款冬

旋覆花　海浮石　白蔻仁　陳海蜇

五診　久咳肺陰必虛挾熱蓄痰因恐傷肅不行音聲必能遠

朗氣逆息粗痰如膠稠脉弦滑舌白苔根厚浮亞

肅肺順氣化痰爲治

桑白皮　南沙參　雲茯苓　生米仁　冬瓜子

款冬花　炒蘇子　生蛤殼　海浮石　白桔梗

川貝母　炙橘紅　老枇杷葉　鷄子清

六診　咳嗽綿久不止必連聲而始一應吐出者必膠痰音啞氣逆右
白苔厚脈濡弦滑今作肺胃之痰熱治以潤肅法
蜜炒麻黄　雲茯苓　炙紫菀　海浮石　薏苡仁
甜葶藶　炙橘白　光杏仁　生蛤殼　白桔梗
炒蘇子　製半夏　白蔻仁

吳　勞倦傷脾太陰之氣失運濕從是生外受飲食內傷交
阻腸胃之間乃爲赤痢裏急下墜也晝夜數度已有五
日今則次數減而濃黄者存腹中拘急解後作痛挾垢穢

剩式微而溼從上痹中陽被困神情懶倦脘痞不飢勢
欲必並脈得兩手濡弦舌苔滿白且厚並不渴飲間
作噫噯泛脈而惟虛氣逆呃忒擬平胃疏氣利溼
化積以取辛芳苦泄法未識何如

炒茅朮　炒枳殼　老蘇梗　雲茯苓　乾佩蘭
製川樸　姜半夏　廣木香　苡米仁　山查炭
焦金斛　炙雞金　鮮佛手片　玫瑰花

朱

腎虛及虧損小便短少先後天並虧所致已度兩載自
夏以來又患三瘧寒熱並重脈細弦軟數形瘦神疲溺

少宗東垣加減為治

炒黨參　炙龜版　雲茯苓　桑螵蛸　東白芍

炒白朮　炙鱉甲　福澤瀉　淮山藥　料豆衣

水炒柴胡　炙新会

又

因勞動而脾傷肝氣挾溼順乘陽明始而四肢厥冷旋即轉溫致神倦疲痠納不思而噫氣頭暈難坐二便通而不暢脈濡弦遲舌苔根膩辛芳宣氣佐以淡滲為治

老蘇梗　瓜蔞仁　炒枳殼　杭甘菊　生姜皮

製川樸　製半夏　硃茯神　炒竹茹　焦穀芽

乳佩蘭　炙雞金　鮮荷葉梗　鮮佛手片

姚

肝脾不和瘕形大撐脘痞噯氣時或寒熱事後腰痠帶下足踝紫厚脈濡于左滑于右藥雖易奏功

炙必甲　川楝子　紫丹參　川斷肉　炙雞金

紫石英　炒延胡　製半夏　全當歸　東白芍

台白朮　江枳殼　乾佛手

黃

疫犯肝脾胃先脹隔而後嘔肢體麻冷轉筋縮症者閃目眶黑陷噯痛舌膩、而脈將伏沖陽中陽已被其遏

變波莫測矣

川桂枝　廣藿梗　青木香　赤苓　淡吳萸

生蒼朮　姜半夏　炒枳殼　宣木瓜　六一散

製川樸　炙雞金　太乙丹

復

揮霍撩亂一番今既肢體轉溫麻欠嘔瀉均定痛踝頭從背發漸朗誠大幸也云如腹中鳴響小溲未暢悶猶痞胃不知飢脈軟濡弦舌苔中後黃厚譬之大亂初平還須廓清四野

金石斛　淡吳萸　山查炭　姜竹茹　江枳殼

東白芍　原赤苓　川通草　焦穀芽　老蘇梗
炙鷄金　鮮佛手

三診　霍亂之後脾胃大傷疫邪溼濁內痹氣失通泰乃致神倦嗜寐自汗粘手咽脘煩悶異常間有乾噫脈苦臟證勢尚在陰津就耗隱心意當屬諸　自不敢見以為慎之　評如

左金丸　生厚朴　原赤苓　白蔻仁　乾佩蘭
淡乾姜　姜半夏　炒枳殼　川通草　姜竹茹
東白芍　炙鷄金　鮮佛手　生熟穀芽

四診　揮霍撩亂一番脘腹有隔絶情狀噫呃間作目白珠黄言語不正脣垢連行未暢音不息納左部過右濡滑舌苔膩仍邊尖灰糜此乃疫邪留戀不特肝脾胃受傷抑且心神大耗尚慮變波

原金斛　硃茯苓　姜半夏　瓜蔞仁　炒枳殼

廣鬱金　車前子　炙雞金　山梔炭　生穀芽

生龍齒　遠志肉　鮮佛手　淡竹葉

五診　霍亂後疫邪神氣陰液齊傷投劑經有效而僅得惟小溲赤澀脉濡而滑舌苔得黄邊剝起糜言語無序

杳不思穀病情善惡並見尚難許其不變

川石斛　杭白芍　酸棗仁　宋半夏　炒枳殼

帶心麥冬　辰茯神　遠志肉　炙橘紅　生穀芽

元參心　生龍齒　鮮白藊豆花

六診　霍亂後疫毒遂出肌表而發斑疹亦證脈細軟數舌

苔化光色紅渴粥能進其式微矣氣弱而大便不通

正陰頗虧恐其不測之變

元參心　炒知母　生甘草　硃連翹　蜜銀花

鮮生地　湖丹皮　大腹皮　辰茯神　炙橘白

川石斛　冬桑叶　淡竹葉

又診　疫毒透出肌表斑疹發得內外熱勢大衰神氣清爽言語得正腑通垢下胃中知飢脈較數大舌光色紅清理和化為治方許不變矣

川石斛　冬桑叶　密銀花　南花粉　炙橘白

元參心　粉丹皮　硃茯神　炙知母　生穀芽

細生地　生白芍　淡竹葉

黃　暑溼疫氣並受六腑不和先瀉後吐兼證脈左遏沉濡舌苔中厚膩肢體先溫後作嘔近來此病初起時也

一轍以後變態有難名之狀可忽乎哉

葉蘆根　青蒿　炒枳殼　生穀　白蔻仁

廣藿香　製半夏　引佩蘭　姜竹茹　焦穀芽

製川樸　炙雞金　太乙紫金錠（弍塊磨沖）

陳

經言營出於中焦六氣和則安居經絡之中今嗜酒

傷胃濕熱內蘊積熱戕肝臟陰分失血之證由此成矣

起自去年屆冬屢發而舉作其色或紅或紫脈弦芤

黃節勞慎調為要

金沸草　雲茯苓　白芨膠　款冬花　粉丹皮

猩絳屑　海浮石　東白芍　霜桑子　絲瓜絡
川石斛　炙鬱金　白茅根肉

孫

伏邪病已經兩旬，表熱退而不盡，肩作噫噯，面白形瘦，神疲不飢不納，大便屢通未暢，小溲色黄，脈情細軟，舌苔薄白中灰，純紅口渴，喜溫飲，正陰虧而邪戀，攻補兩難，勉擬扶正益陰養胃，卻冀斡旋於萬一。

西洋參　朱茯神　青蒿梗　宋半夏　孔佩蘭
鮮首烏　廣橘白　代赭石　淡竹葉　焦穀芽
乾霍斛　東白芍

復　伏邪病進扶正救陰養胃祛邪使表裡熱勢退淨神氣較蘇胸脘覺寬知饑欲納脈候較前稍振得下舌苔灰色大化而轉絳並不渴飲是天然機也但平昔心神不足正氣頗餒猶恐反覆

西洋參　硃茯苓　炙橘白　宋半夏　淡蓯蓉

原生地　酸棗仁　青蒿梗　淡竹葉　炒穀芽

代赭石　東白芍

膏　心腎失濟肝脾不和時或夢遺滑精自汗盜汗面色白而肢末清氣逆作噫耳鳴心悸脈候細數宜育陰以和

木土未識得奏膚功否

元武版　煅龍骨　酸棗仁　淮山藥　雲茯苓
大首烏　左牡蠣　炒白芍　炙橘白　石蓮子
大有耆　沙苑子　淮山麦　小紅棗

唐　體肥痰濕偏勝肝氣由中而上逆每晨起乾嗆咯
脘痞悶穀納不馨二便通而不暢脈屬滑舌苔黃厚
耆煙酒並嗜中氣日衰設或藥難旦夕奏功

代赭石　雲茯苓　炒蘇子　川石斛　炒竹茹
旋覆花　法半夏　炒枳殼　生米仁　枳椇子

製川朴　炙雞金　乾佛手

趙

肝脾不和，痰凝溼阻，氣滯乃致臍腫痛，氣聚成瘕，攻撐則噫，下潰則舒矣。氣面黃，納少，大便時溏時結，脈情濡，舌苔白不渴，治宜和溫化。

炒川楝　炒茴香　雲茯苓　炒青皮　炒枳殼

延胡索　淡吳萸　焦白朮　使君肉　焦穀芽

土炒白芍　炒歸身　乾佛手片　廣木香

鄭

秋邪病經匝月，紅疹稀布，表熱之後，霍擾閉展能復，

內經所謂多食則遺也。邪戀陽明，挾溼內痹，使胃氣凝

癥故剋飲湯粥少許脘部尚覺痞悶少腹墜痛厥氣
欲使然形瘦自汗音低神疲脈濡弦數舌白而罩黃正值
既被形耗惟慮稍涉攻伐却邪和胃之劑進穀不潔方
為坦途至於飲食寒暖一切尤當加意珍重庶可至愈

青蒿梗　乾佩蘭　炙雞金　炒枳殼　淮山藥
原金斛　硃茯苓　炒枳殼　川石斛　煨姜炭
製半夏　炒白芍　炒穀芽

王

懷姙七月手太陰肺司胎養之氣其肺以虛而熱乘機
上薰清肅不行咳嗽從此作矣痰吐粘白而氣逆之苦

吳半紅碎脅疼口渴右寸關脉滑數餘部均平此
有形寒肺主皮毛故也治以清潤上焦勿犯中下為是

老枇杷葉

方闌

吴停雲治痰火方

陳　痰火由三焦合而為病，迷其心竅，自言自語，手舞指掌，笑
形無停時，哭時笑，笑歸於心，心藏神，神不收以藏，驚懸無倚
屬於肝，肝藏魂，魂不安，定因風火相搏，以致日夜不寐
痰貯於肺，肺藏魄，魄不寧，靜為哭，熱火之由，形在於躁動
料之觀，未滿十歲者，察觀三關，以與形色與病合，惟盛
痰，更兼其痛，名痫，世舌黃，質絳刺，脉弦滑而有
發雲之狀，治以要言不煩，將原牘真珠得太陰之精以生其魄
龍齒磁石安其魂，佐連翹葉心，以清其心，引以真金，化痰神麯

其藥擬以三陰兼殺其虫益以金鈴子也矣　搭脉道凡

樣〻並請　主政

真兎睛一對　青礞石丹　金鈴子工工枝三

（研極細末同麝香研勻為丸）

工濂珠工　帶心連翹壬　辰茯神𠄡

蒼龍齒二兩　風化硝工　真金箔一件

復

疲病復發或啼哭或喜笑如見鬼神流走無停胸悶氣促有藝讀書引動心君〻〻主官衛突於肺及心胞〻絡昨診乃心之宮城也甚與絳刺至根更厚脉来沉細滑脉症不合雖進大寒〻然此病發必發一次病深一層姑

擬琥珀壽星丸意合礞石滚痰丸法

九製陳胆星 三錢　礞石丸 二錢　辰砂拌茯神 三錢

西血琥珀 三分　青礞石 二錢　指迷茯苓丸 三錢 包

（合研極細末分服）上濂珠粉 五分　沉香屑 五分　用猪心血 磨豆大一塊 同煎

三診　痰濁平神志已清長夏暑濕困阻以致前日之脉軟沉細今見右手浮滑數左沉清弦熱蒸灼中焦痞悶胃呆不飢此濕宜滲白宜燥舌苔白以濕引飲小溲短少精有咳嗆吐痰之色宜擬芳香滲濕兼平痰法

藿香葉 三錢　二青竹茹 水炒 三錢　青木香 炒 一錢　澤瀉 三錢　飛滑石 絹包 四錢

前胡 一錢 法半夏 二錢 枳殼 二錢 赤苓 三錢 石決明（生敲）一兩

鮮佩蘭（揀去梗下）一錢 橘紅（鹽水炒）一錢 沈香曲 三錢 猪苓 三錢 上濂珠（研末送下）一分

玉樞丹 一分 開水磨沖

四診 痢疾已平〻後有寒〻熱〻一朝兩作即解惟依舊脘悶譫語〻

〻恐引動君火上炎則易復發足陽明伏熱〻歸於胃

〻不和則寐不安〻臥而展〻易驚〻亦係前因疫入厥陰

乃經入邪歸陽分在絡〻中尚有陽中〻陰〻中〻陽

奈痰熱咳痰吐稀少須得清其痰咳吐濃痰始可不發今視

舌苔薄黃邊有絳刺根微灰色脈來也弦數治以酸苦

仿湯參北度安神法

生用酸棗仁三錢　青竹茹三錢　蒼龍齒三錢　細生地四錢

肥知母一錢半　製南星八分　橘子白一錢半　川石斛三錢

朱茯神四錢　宋半夏一錢半　生敲石決明八錢　赤芍一錢半

燈心二尺　荷根　研細末滁蔞粉一錢　北秫米三錢　連翹心一錢

擁書廬臨證醫案一卷

〔清〕楊百城著

清抄本

擁書廬臨證醫案一卷

本書爲中醫醫案著作。楊師程（一八七四—一九三八），字百城，祖籍江蘇句容，後遷常熟。問業於常熟名醫黄仲瑜、蔣君維，苦學不倦，盡得師授。懸壺濟世後，以仁心仁術著稱，晚年醫名大盛，有門生四十餘人，僅遺有本書。其案樸實簡潔，證因脉治議論多有精闢之處，選方用藥多師葉氏（天士）、吴氏（鞠通）之法。本書收録温暑瘧痢等外感病，黄疸、中風、噎膈、咳喘等内傷病，以及婦、兒、外等科疾病醫案，共計二十四門、二百六十餘案。

擁書廬臨證醫案總目

擁書廬臨證醫案

海虞楊百城著

溫邪 附丹痧

周 表熱三日不退行路雖漕略咳無汗右脉數肺胃溫邪蓄多苔黃舌乾夾有濕清化疏解治之

淡豆豉 蔻仁末 冬桑叶 大杏仁
原金斛 塊滑石 杭菊花 淡竹茹
大連翹 薄荷叶 白蔻仁 白通草

譚 溫病二候尚有肌熱從未大便苔質乾絳不大渴飲脉細數即愈乃無變端

鮮首烏 瓜蔞仁 大麻仁 製半夏北秫米同炒
細川斛 光杏仁 淡竹茹 薄橘紅

石决明　生枳實　辰燈心

沈　伏溫夾濕夾食成病浹一候日進解肌曾經便瀉止後下行黑垢少許額出脂汗即刻神昏亂語尋衣摸床肝風動矣根苔板糙脉滑弦氣陰大傷最恐內陷

石决明　杭菊花　赤猪苓　帶心辰翹　淡豆豉

原金斛　紫貝齒　江枳殼　川廣玉金

生蛤殼　玉樞丹　大麥芽　雞蘇散

吳　溫病身熱第七日前日經行汗多陣熱頭昏重腰痛不能動便閉溲少行口渴苔薄乾糙脉數即愈為吉否恐神昏兼欬兼治

花龍齒　紫貝齒　原金斛　炙竹茹

生牡蠣　代赭石　當歸絡　廣玉金

石決明　旋覆花　大杏仁　絲瓜絡帶子

侯　舌紅苔膩糙濕邪痰熱受風寒所束身熱咳嗽已五日脉數不清宣散清化以治

炒銀花　冬桑叶　炒苡仁　宋半夏
大連翹　大杏仁　黛蛤散　香蔻殼
荊芥頭　象貝母　炙竹茹　炒陳皮

二診　服銀翹散寒熱已減欬亦微數脉衰稍清利大便不暢原意變通

再治
杏仁衣　粉前胡　大腹絨　炙竹茹
老蘇梗　赤白苓　炒車前　白苡仁
象貝母　南查炭　炒陳皮　玉桔梗

濕邪三

孫　此刻神呆弄舌搖頭皆是風生之象食滯亦見化火渴不欲飲苔又
焦乾無潤脉數漸見陰小已有入營之勢防生痙成厥
鮮生地　益元散　石決明　老港濂珠粉
鮮石斛　黑山梔　白茅根
淡竹叶　天竹黄　帶心辰翹

黄　濕溫寒熱漸無熱亦不盛暑渴熱時下痢溲數出汗脉細軟弱齒垢
色如醬瓣苔灰劫津神志模糊夜則譫語症經旬日已有正塌邪陷之勢
得能挽回爲幸
炙鱉甲　穭扁豆衣　玄武版　囫圇麥冬　霍石斛
煅牡蠣　辰茯神　炒棗仁　甘草炭　囫圇洋參
細生地　囫圇白芍　元參心　花龍骨

另備老港濂珠粉三分於熱甚昏蒙時開水調送

代茶　扁豆衣　霍石斛

二診　湿邪陷入下焦精血劫涸風已動神已蒙脉已無根舌已木強病形至此勢已棘手非周時兩進大劑四甲復脉繼以小定風珠下雖還行身熱已屏除舌邊津液畧回中焦苔變灰脉雖稍振尚還無根唇垢漸脫齒污漸落仍以前方再進冀其真陰回復則正氣固牢立過三日自有大好見象

炙鼈甲　細生地　夜交藤　穭扁豆衣　龜甲心　炒棗仁

烏元參　陳阿膠　霍石斛　生熟龍齒骨　孩兒參　西洋參

大白芍　炙甘草　煅牡蠣　辰神茯苓　雞子黄　大麥冬

湿邪三　陳

湿溫身熱出候便稀得止今日已行乾垢可惜不暢幸身汗漐漐不

乾還屬佳象熱勢漸可退去苔尚厚糙暈灰脉濡數不劇大幸

原金斛　石決明　乾菖蒲　白蔻仁

淡豆豉　大麥芽　赤豬苓　保和丸

生枳實　帶心翹　炒車前　塊滑石

二診　湿熱外蒸肌熱式微大便不能續行又下稀水苔湿黃老焦邪滯分化不速由于氣機失利故也脉尚數餘邪尚戀再須分利以化湿熱參入通大便法

塊滑石　南查炭　大腹皮　酒炒黃芩　赤豬苓

大麥芽　新會皮　白蔻仁　全瓜蔞　炒枳殼

萊菔子　炙竹茹　炒車前　炒澤瀉　青蒿叶

三診　湿溫病幸身熱已止非用下法大便行而不結未暢腹內仍不舒

伏湿痹氣機之象所以糙黄苔雖薄而不聚脉得細數氣陰已傷餘熱逗
留未清反覆極易
塊滑石　炒車前　炒廣皮　焦山梔
炒澤瀉　保和丸　川通草　帶心翹
大腹皮　赤豬苓　細川斛　粉丹皮

繆　濕溫夾滯寒熱經候不解脉數苔黑渴飲溲利暑有汗作嘔欲發疹
須防昏言
細川斛　生蛤殼　炒枳殼　益元散
淡豆豉　帶心翹　白蔻仁　采芸曲
石決明　赤茯苓　保和丸　大麥芽

濕邪……附丹痧

四

徐　形寒形熱少汗不解已歷一星期舌乾苔粗糙脉濡數熱伏濕中用

河間分化三焦法

塊滑石　白蔻仁　川通草　炒陳皮

大杏仁　大連翹　炒車前　白苡仁

赤茯苓　淡竹叶　炒澤瀉

朱　温毒遍體粗細紅點密佈不欬渴飲不多前日下痢二次幸即止有

汗熱不解脉數苔乾粗糙氣陰已傷邪欲入營内陷今夜須防昏詀

原金斛　冬桑叶　石决明　带心辰翹

玄參心　杭菊花　辰赤苓　雞蘇散

南沙參　淡竹茹　生蛤殼　天花粉

丹痧

陶　傳染發痧已第五日寒熱非見丹痧佈滿肢體成片咳痰不爽渴不

多飲唇焦苔粗厚膩濕痰遏阻陽明溫熱府 怯者脈陰細數重按則無恐
其內陷並有生風之險
杭菊花 炒豆豉 陳胆星 益元散 象貝母
炒銀花 鮮石斛 黑山梔 帶心辰翹 大杏仁
生枳實 冬桑叶 廣玉金 鮮芦根

繆 溫毒丹痧昨初診勢焰極盛進解肌兼存陰法痧毒達足熱度減却
大半乾漕垢亦下極佳之象故能喉道紅腫痛均減弦數脈漸靜作咳消
之化之
南沙參 旋覆花 川象貝 帶心翹 茅芦根
杜蘇子 代赭石 雞蘇散 囫圇杏仁
原金斛 黛蛤粉 淡竹茹 炒銀花

溫邪五……附丹痧

錢　丹痧發出不過一半其未出者隱匿化火劫津一星期内經調治貲屬不易刻見症右紅少苔脉細數不耐枕息昇煽上衝下痢如急則内陷緩則成怯

南沙參　囫圇杏仁　原金斛　扁豆衣　車前子

代赭石　海蛤散　左牡蠣　毛燕窩

旋覆花　川貝母　茯苓神　淡竹茹

李　温邪釀發丹痧遍體密佈無遺幸便泄漸止惟欬痰不爽且甚咽間舌紅苔糙脉數氣陰大傷恐防變化

原金斛　象川貝　冬瓜仁　黛蛤散

旋覆花　淡竹茹　海浮石　囫圇杏仁

赤白苓　廣玉金　代赭石

伏暑

李　白痦密佈細小可見關乎本元不足今第十一日晡熱退晚不寒少熱得汗止大勢成瘧因大便未行苔聚而化脉少靜仍有復累之虞不可早食

川桂枝　辰神赤苓　光杏仁　赤小豆　瓜蔞仁

大白芍　帶心連翹　石決明　肥知母

半貝丸　水炙竹茹　辰燈心　白蔻仁

改方　去白芍　加青蒿　保和丸

馬　伏暑白痦遍發晡夜已能安寐身熱亦斷口渴微減汗出便稀一次脉左部尚小數木火胃熱仍盛症勢二候可望收束

伏暑六

原金斛　象貝母　南花粉　冬桑叶

石決明　辰灯心　淡竹茹　杭菊花
生蛤壳　紫貝齒　益元散　辰神赤苓

朱　伏暑病剛一候，表熱朝輕暮甚，甚則神糊譫語，耳聾便溏，渴不多
飲，脉軟弦，苔糙白，氣陰暗傷，慎防生陷之變。
淡豆豉　南查炭　生苡仁　鹽水陳皮
原金斛　生蛤壳　宋半夏　帶心辰翹
赤白苓　辰灯心　車前子　廣玉金

僧　類瘧每晚寒戰發熱，作渴出汗，吠吐酸水，已經二旬，此刻午前診脉
弦數，寒熱並未清退，不是正瘧，須防發物。
川桂枝　姜竹茹　赤白苓　塊滑石
香青蒿　橘青皮　大麦芽　薄荷叶

枇杷叶　姜半夏　生枳壳　大連翹

施　伏暑類瘧或斷或續紅疹數点從無白㾦續出狂汗減汗漐漐軟垢
又行夜寐昏有夢語苔雖薄尚濕糙不聚脉細數氣已傷矣宜分化濕熱
不能再施表達湯正

白蔻仁　薄荷叶　帶心翹　辰神赤苓　木猪苓
辰滑石　川朴花　炙竹茹　塩水橘皮
宋半夏　辰灯心　生苡仁　范志曲

顧　舌絳中剝裂深餘裂縱橫陰不足體寒熱七日不止之汗已見還作勞
強食不大便如此作用必致弄成大病

淡豆豉　炒麦芽　炙竹茹　香青蒿鼈血炒
細川斛　保和丸　益元散　薄荷叶

伏暑七

大連翹　瓜蔞皮

何　芈月內形寒身熱有汗不解大便不結脉沉數大苔糙頭昏重伏暑
極重涼湿外束須防發物

炙鱉甲　香青蒿　石決明　大腹絨
細川斛　扁豆衣　益元散　生苡仁
白蔻仁　赤白苓　大連翹　車前子

湯　伏暑病身熱將兩候內熱灼傷氣陰求救于水渴飲不堪且兼瀉左
少腹痛木邪剋土須防增劇

大白芍　瓦楞殼　赤白苓　製香附
淡吴萸　原金斛　左牡蠣　南查炭
生木香　扁豆衣　青陳皮　大腹絨

周　十餘日身熱頭痛腹瀉舌紅苔湿黄 吐苦水右脉濡數伏暑夾湿病象已成不可進穀症重不可小視防陷

薏仁末 塊滑石 薄荷頭 蘇藿梗
製半夏 南查炭 大麦芽 炒車前
姜竹茹 白通草 赤白苓 薄橘紅

黄　舌絳少苔無形之暑邪多有形之積滯少大便日通故也 惟形寒身熱已經五日少汗頭痛骨節煩疼脉濡數此屬表症法當取汗

荊芥頭 生苡仁 炒車前 清水豆卷
大連翹 赤茯苓 帶叶蘇 白通草
大杏仁 雞蘇散 炒澤瀉 ㇐

伏暑八

錢　伏暑病身熱夜甚神昏起行詀語欲飲冷水症剛一候初時作瀉有

汗近三日瀉止無汗舌乾紅兩邊苔滲黃脈鬱細數氣陰已乏恐有內陷之險
炒豆豉　南花粉　辰赤苓　帶心辰翹
鮮石斛　炒青蒿　乾菖蒲　薄荷叶
淡竹叶　益元散　廣玉金

張　脈左弦數右細軟身熱已經多日氣陰已傷喫梨成瀉舌絳津如作瀉多即有內陷之險
細川斛　炒車前　炒竹茹　帶心辰翹
益元散　扁豆衣　大白芍　生熟苡仁
茯苓神　左牡蠣　白通草

二診　旬餘身熱濕暑溼伏邪一喫生冷即作瀉瀉多即有內陷之險生

冷與寒涼藥只能治熱病否則有遏邪之弊今脉已平匀苔透糙居碎邪機向外矣慎重可無虞

細川斛　生苡仁　大連翹　炒竹茹
冬桑叶　赤白苓　大腹絨　宋半夏
杭菊花　辰滑石　炒陳皮

暑伏 九

何　作瀉愈後旋見寒熱刻熱退身涼頭部仍昏本屬陽旺體所以如此脉緩苔糙黄舌紅暑重濕輕還須變瘧

塊滑石　帶心翹　白茉莉　炒竹茹　鮮荷叶
白蔻末　冬桑叶　石決明　炙橘紅
薄荷頭　炒丹皮　赤茯苓　蘇藿梗

瘧疾

張　苔滿佈乾糙厚極燥而不欲飲熱重湿輕所以柴平湯服無效果反而氣液受傷脉軟鬱數不清陽明熱重當進桂枝白虎湯

川桂枝　玉泉散　原金斛　肥知母鹽水炒

半貝丸　赤猪苓　辰滑石　香青蒿酒炒

青陳皮　淡竹叶　薄荷頭　帶心辰翹

二診　得和解瘧疾已止厚佈苔亦化大便通胃呆味乏小便短赤左脉弦留邪未清還須謹慎

雞蘇散　淡竹茹　香橘白　青蒿珠

赤茯苓　白通草　大連翹　半夏麯

大腹絨　炒澤瀉　白蔻仁

姚 閒瘧好日亦覺微熱大便泄汗少出時頭昏眩足見本元不足脉左細弦右不清苔黄板佈暑熱極重恐其錯亂成病

炙鼈甲 扁豆衣 生苡仁 帶心辰翹
原金斛 赤白苓 益元散 青鹽陳皮
赤小豆 白通草 宋半夏 鮮竹芯

姚 瘧春初至今屢還復服温和營衛已止若即勞動或小小感風寒不免又復所以不獨在禁忌口腹一途也

川桂枝 大白芍 炙甘草 西黨參炒
炙鼈甲 白茯苓 青陳皮 生姜
台白朮 半貝丸 紅棗

瘧疾十二診 進和法瘧止未來畧有欬便溏瘧必傷肝脾仍須慎寒暄忌口腹

肺肝脾再調

台白术　山查炭　炙竹茹　炙冬花
帶皮苓　大腹皮　青陳皮　冬瓜仁
炒山藥　半貝丸　穀麥芽　大白芍

裴　秋令三瘧亂後今忽又淮且夜來一宵方退胃呆百日綿延血氣必
傷截止非易須慎口腹

粉當歸　川桂枝　煨草果　醋炙鱉甲
北柴胡　花檳榔　製甜茶　蜀膝炭
炙甘草　青陳皮　白茯苓

朱　瘧來早截邪留氣血失和中機失還不飢無力又復強補腹内燒
熱舌紅少苔脉弦瘧根仍在治以養陰熄熱

炙必甲　益元散　大連翹　赤茯苓
細川斛　炒竹茹　炒元參　生穀芽
香青蒿　大白芍　生枳殼　姜　棗

姚　瘧初發屬邪屢發屬本況病傷下復是以反覆糾纏即曉刻與發亦屬乘虛而來已進養陰佐化瘧健脾法飲食不鈍脉尚弦防再作

炙必甲　台參鬚　野於朮　炒歸身
炙甘草　左牡蠣　炒陳皮　白茯苓
半貝丸　大腹皮　麦穀芽　炒白芍

張　勞乏新感發動伏邪成瘧間日已作四伐勢漸長脉得軟弦和营衛以却痰

川桂枝　製甜茶　煨草果　赤小豆

瘧疾二

大白芍　青陳皮　花檳榔　姜棗
炙甘草　肥知母　半貝丸

錢　久瘧屢止屢復且一日作二次納穀不旺脉軟弦宜温和培養血氣

台白朮　炙甘草　製半夏　綿黄芪防風同炒
粉當歸　蜀膝炭　白茯苓　東白芍桂枝同炒
青陳皮　製甜茶　醋炙必甲

姚　間瘧四伐發則寒戰一日發熱熱時作嘔並不索飲苔糙厚脉絃暑邪不多間雜肝胃乃成斯瘧

川桂枝　白茯苓　橘青皮　醋炙必甲
大白芍　川朴花　姜半夏　白蔻仁
姜竹茹　花檳榔　肥知母　姜棗

瘧疾二

顧　三瘧轉成日作邪深退淺極佳之象

台白术　大白芍　炙甘草　醋炙必甲　老姜

白茯苓　花檳榔　製甜茶　生熟牡蠣　紅棗

川桂枝　淮小麥　煨草果　酒炒當歸

痢疾

丁 口腹不慎寒熱泄瀉幸非身熱已止然已見積滯努掙而下積青白氣分失宣木旺侮脾爲本濕熱滯爲標也最惡作噁神倦不思納大有噤口之象苔糙不聚脉細幸不弦數弱體已三日即愈爲善

生當歸 炒車前 姜竹茹 赤白苓 平胃丸

生白芍 花檳榔 廣木香 萊菔子

山查炭 炒枳殼 炒澤瀉 采芸曲

二診 上噁下痢來勢凶悪昨進磨蕩驅邪和調氣血已見乾溏正垢是行至分末下兩脉平靜舌苔已化根苔尚糙濕熱餘邪未清也

枳朮丸 薏仁米 大腹絨 廣木香 麦穀芽

赤猪苓 南查炭 炒車前 采内金

三診 小溲已獨行乾溏垢續行得暢根邊糙苔已悉化矣惟穀神少延脉平靜弱体經此小挫肝脾胃又失和矣和平諸治

白白朮 大白芍 大腹絨 生苡仁
炒扁豆 雞內金 生枳殼 炒澤瀉
白茯苓 山查炭 青陳皮 生穀芽

四診 弱体經痢即止大便溏而不結腹鳴納穀不多不知飢口極乾不欲飲舌不能掉轉質紅邊苔花剝脉由細轉弦尚不數硬肝脾腎之陰陽已傷進步治本

白茯苓 南查炭 北沙參土炒 白歸身炮姜同炒
炙甘草 生雞金 甜冬朮糯米炒 上桂心飯丸另送
扁豆衣 香穀芽 大白芍土炒

痢疾三

錢　身熱下痢白沫次數極溼着涼所致苔白經府交病不可輕視

生葛根　江枳壳　范志曲　帶子腹絨

蘇藿梗　粉前胡　車前子　赤猪苓

南查炭　萊卜子　粉桔梗　薄荷頭

姚　經寒熱兩候當時便溏自後下利延今念餘日吸烟强減其勢而穀神反減納少兩脉均見弦數按軟舌液已乾苔中剝暈焦灰邊苔糙白帶膩良由液虧氣弱下陷餘邪溼熱逗留未清〻燥兩非擬進升清降濁法

生葛根　大腹絨　炒澤瀉　辰神赤苓

大白芍　炒車前　穀麦芽　穭扁豆衣

粉甘草　烏梅炭　荷叶蒂　南查炭

改方　去烏梅　加炒黄山葯

胡　赤白凍痢非起腹痛尚無身熱能進食諒不大害本有血恙今從下竅出淺脈細數苔厚糙有湿熱積滯通之化之

萊菔子一　南査炭　扁豆衣　帶子腹絨

枳朮丸　炒陳皮　赤猪苓　生木香

炒車前　沉香曲　半夏曲

二診　赤白痢已見臣垢不痛日下五六回良由老年中陽餒弱一夏暑湿內留感動秋涼而成治須培土化積不能如壯年之攻克

枳朮丸　麸枳殼　炒澤瀉　帶子腹絨　麥穀芽

扁豆衣　山査炭　半夏曲　采芸曲

沉香曲　炒陳皮　炙雞金　赤白苓

痢疾四

歸　大便艱燥一時忽作稀凍而下裡急後重勢已成痢下不快須通腑

去積

𤇾大黄　南查炭　炒陳皮　生木香

花檳榔　車前子　赤猪苓　来卜子

生枳殼　半夏曲

二診　下痢已見正垢裡急後重漸除所以能忍時刻胸痞作酸噫氣完

全是肝今須治肝以化濕熱

沉香片　生枳殼　生木香　左金丸另加吴萸

老蘇梗　陳佛手　車前子　萊菔子

南查炭　炒竹茹　橘青皮　花檳榔

葉　噤口痢已經六日密于夜分小溲不分舌白苔微灰脉細弦軟本元

傷須防不支

大白芍　炒扁豆　炒陳皮　生熟苡仁
上桂片　山查炭　菟絲餅　炒車前
白茯苓　大腹絨　麦谷芽　白术炭

黄　瘧止復來不寒慄并下赤白痢腹痛重墜又八日脉濡弦數若濕積
濕熱留中經謂仝病幸藜藿之体可支

粉葛根　赤白芍　生木香　萊菔子
炒柴胡　山查炭　炒車前　炒枳殼
生當歸　花檳榔　粉甘草

李　昨起瘧痢今晨次數極密有赤有白且兼噁泛大有噤口痢象時在
冬令極重且恐即愈乃無生命危險

痢疾　五

生當歸　生赤芍　山查炭　塩水吳萸

磨木香　沉香曲　姜半夏　炒澤瀉

生枳殼　萊卜子　炙橘皮　花檳榔

毛　半濕半痢脾腎受傷且有寒熱經府同病不思納又有噤口痢之象

尤兄脈濡數暑伏之濕熱着涼所致表裡全治

粉葛根　花檳榔　山查炭　溫六散　赤豬苓

生木香　萊菔子　炒枳殼　沉香曲

川厚朴　枳朮丸　車前子　蘇藿梗

黄疸

俞　壅補濕熱内留發爲黄疸穀神不佳腰痠足軟脉濡舌苔黄糙宜化濕洩熱以治

平胃丸　炒竹茹　綿茵陳　赤猪苓
半夏曲　建澤瀉　炒枳殼　香谷芽
炒車前　炒苡仁　西砂仁　炒橘紅

錢　火酒醉後冷水即飲火熱寒濕辛未入心而走肺脾發爲黄疸溲赤便利尚難即愈

炒豆卷　蔻砂仁　萊菔子　南查炭　炒澤瀉
乾葛花　大連翹　炒車前　花檳榔
炒茵陳　赤小豆　雞距子　赤猪苓

陸　胃氣痛止其濕熱不清外竄經絡面目發黄脉軟弦苔乾糙暈灰膩
熱極盛清化治之
細川斗　赤小豆　蔻砂仁　炒茵陳
姜半夏　賴橘紅　炙乾姜　冬瓜皮
生苡仁　白茯苓　乾葛花　雞距子
二診　濕熱氣痛經久痛止發黄脉右弦軟以原意再變一法
細川斗　赤白苓　生木香　乾葛花
赤小豆　炒茵陳　淡白附　雞距子
大連翹　青陳皮　蔻砂仁
張　往來寒熱一日數回已逾二旬止後肌膚發黄溲亦黄垢行色不正
旦食不能暮食中脘似有痞象進境成中滿之症脉細苔濕白厚係病根

已萌不可忽畧

川厚朴　姜半夏　炒澤瀉　連翹殼
青防風　炒陳皮　白苡仁　川麻黄
大杏仁　荊芥穗　赤猪苓　川桂枝

二診　進表裡兩解汗下皆有垢行色黑膚黄不減氣陰傷濕熱留戀邪實正虛最難著手不易見效須防中滿

淡白附　川黄栢　茯猪苓　野赤豆皮
青防風　山梔皮　炒澤瀉　酒炒茵陳
荊芥頭　台白朮　炒陳皮　薄官桂

瘧七

黄魚　熱鬱濕遏兼勞乏過度膚目發黄吐痰近少胃呆不思食苔花糙脉濡滑濕痰未清痹阻氣機氣機失利治宜宣化以冀盈通

飛滑石　香橘白　半夏曲　連殼蔻

川厚朴　越鞠丸　廣藿梗　枟香屑

赤猪苓　佩蘭梗　炒茵陳　玫瑰花

姚　去臘得氣痛甚則嘔劇則厥綿延至今不斷膚色黄目白黄苔粗白

脉弦不利絡傷最防中滿

旋復花　片姜黄　廣玉金　大白芍老桂木同炒

煅瓦楞　金鈴皮　真猩絳　左金丸吴萸

失笑散　延胡索　絲瓜絡　九香虫炙去翅足

二診　冬時氣痛綿延至今投以通絡似見小效弦脉稍柔膚目仍黄苔

尚白陰濁之氣佈滿於上已在夏令防成中滿

炒延胡　陳佛手　帶皮苓　大白芍桂木同炒

青陳皮　炒金鈴　綿茵陳　瓦楞壳沉香煎汁拌煅
原紅花　絲瓜絡　旋覆花

趙　陽氣弱陰精亦虧而具濕熱体一遇濕熱時外內響應陽氣受困今
發熱止中機稍灵濕熱邪外達為黃脉濡數宜變法以治
鮮首烏　白苡仁　肥知母　茯猪苓
細川斗　赤小豆　車前子　福澤瀉
益元散　白通草　生梔皮　炙竹茹

程　六七年右季脇扛起一条連及背後一痛則滿身發黃通體作痒如
蟲行目白黃溲亦黃中西醫皆曰黃疸誤矣失治至今正元已傷治恐少
驗

黃疸六

真川椒　大白芍　片姜黃　野赤豆衣　車前子

烏梅肉　淡乾姜　連皮苓　老桂木

青陳皮　江枳壳　台參鬚　台白术

改方　加豨薟草

中風

吴　食麵一碗旋即痰中神昏鼾声遺尿右手足不能活動血脉凝停頻
頻嘔吠苔不能視脉得軟弦数症属類中已經危險有脫閉不治
陳胆星　淡竹茹　青龍齒　鮮竹瀝搗入姜汁
法半夏　左牡蠣　大麦芽　石决明
化橘紅　蘇合香丸一粒研末葯汁調送
二診　痰食類中神昏無知鼾声遺尿右半偏廢敗象畢呈幸非全虛故
投以開竅葯服僅十分之二即醒矣醒則手足即能蠕動惟常常起坐舌
機仍少便利知覺雖有尚半蒙半清苔不厚糙脉不弦硬還可想法急平
風火兼滌痰熱
中風九
羚羊尖　細川斗　辰茯神　廣玉金　鮮竹瀝搗入姜汁

青龍齒　辰灯心　陳胆星　紫蛤殼
左牡蠣　石决明　紫貝齒　珍珠母

三診　中風已開醒而有知覺但肝家風火未平靜仍時欲起坐痰熱未化去尚見半蒙舌強大便未行新滯未有出路苔層糙脉弦數按軟氣陰不足譫或留戀誠恐反覆不妥

天竺黄　紫貝齒　全瓜蔞　石决明　竹瀝達痰丸
陳胆星　白金丸　乾菖蒲　辰神赤苓　廣玉金
生枳實　法半夏　化橘紅　鮮竹瀝搗入姜汁

下　左脉弦右脉滑痰火化風偏中左半身不遂痰多不爽吐時時呵欠陰陽互相牽引失和之兆小溲頻數不快不知飢苔白滑中于血脉一時不易作用還防暴變痰升

風化硝　化橘紅　法半夏　竹瀝達痰丸　赤白苓
煨天麻　陳胆星　炒蔞仁　鮮竹瀝搗入姜汁
石決明　大白芍　炒當歸　竹節白附

二診　類中血脉左半手足癱瘓不能活動轉側左脉弦硬風陽未平靜
腑垢續行不稀喉痰响應不聞苔邊畧化薄中心仍厚糙不思食不知飲
濕痰內留未淨也難商大補氣血

嫩桂枝　煨天麻　製半夏　鮮竹瀝姜汁和冲
陳胆星　大白芍　嫩桑枝　化橘紅
茯神苓　石決明　紋秦艽　料豆衣

中風 二十

李　類中夾痰滯而來已經蕩滌(枯)得暢垢二次內熱減寐安能食偶覺痞
倦而手足依舊不能指揮右半偏木屬氣虛脉左軟弦右細中氣大虧當

培土以治脾

台人參　茯神苓　野於术　料扁豆衣

青木香　陳胆星　炒陳皮　大白芍

煅石決　宋半夏　車前子　炙甘草

錢　癲中左手足癱瘓不能活動脉左寸弦関尺弦滑本元下虧痰火上擾虛而不能補勢必糾纏天熱難支

杭白芍　紫貝齒　生蛤殼　青龍齒

女貞子　代赭石　細川斛　左牡蠣

馬料豆　石决明　辰神苓　陳胆星

張　前日上唇卒然扯斜致流涎不收左眼緊小切脉左細弱右濡弦本元虧弱痰火内走足跨蹶跌仆到那險

陳胆星　青木香　白茯苓　左蟠杜
台參鬚　煨天麻　製半夏　紫米勾
炙甘草　炒陳皮　白芝莉　台白术

沈　肝陽痰火類中夜睡晨起大小便忽然暈仆在地扶起不能活動發言舌強脉左弦勁右細苔白舌胡津平素大便不結本元不足出汗則不可收拾須防

石决明　辰茯苓　絲瓜絡　霍石斛
青龍齒　川貝母　製半夏　料扁豆衣
淡竹茹　大白芍　廣玉金　左牡蠣

二診　痰火類中神倦不昏左手足半身不遂平昔大便稀溏今仍下幸

中風二

汗未出還不致脫但苔白少華左脉弦勁無數破關于氣血兩虛不能即

動恐在虛門變幻

土炒洋參　左牡蠣　辰神苓　竹半夏　廣玉金
竹節白附　青龍齒　陳膽星　料穞豆衣
囫圇白芍　紫蛤殼　川貝母　台白朮

三診　痰火類中，央虛左半身不遂，于昨午日盛時略有汗，服洋參後半超自覺飽滿，此刻雖能目開接談，第脈尚弦，風陽未平，載津回而正虛不能進補，勢必痰纏不支

青龍齒　大白芍　杭菊花　竹半夏
左牡蠣　石決明　陳膽星　料穞豆衣
紫貝齒　化橘紅　廣玉金　辰神苓

四診　痰火化風類中，左半身手足不遂偏枯，不能活動，服藥能效策平

昔大便素溏本元不足昨日汗雖未出而神志仍難終日清楚加之常欲起坐顯係風陽未平故左脉仍弦勁骨節痛風陽流竄使然苔滑並見内容虧耗所慮大節將屆變幻須防

羚羊尖　左牡蠣　陳胆星　鮮竹瀝姜汁和冲

霍石斛　廣玉金　青龍齒　生蛤殼

辰神苓　紫貝齒　石决明　竹半夏

李　營中血脉半身不動今受邪釀痰夾火舌光强作欬氣逆痰多先滌痰繼化邪今夾火發言漸見清明嗆逆稍止胃稍甦脉左弦數右堅勁滑

華　化少氣陰不足大伏時宜防變幻

南沙參　代赭石　左牡蠣　川貝母　賴橘紅

肥玉竹　杜蘇子　冬瓜子　光杏仁　廣玉金

中風三

海蛤粉　旋伏花　竹半夏　鮮首烏　雪羹湯煎

錢　氣虛痰火類中其陰亦弱自去年至今眠食皆失常度脉得弦數苔
濕糙厚尚非資助氣血之時

陳胆星　生枳實　炙竹茹　製半夏秫米同炒

夜交藤　夜合花　雞内金　淨遠志甘草仝炒

茯神苓　化橘紅　西砂仁　香穀芽枟香同炒

內風

蔡　營血素虧陽升化風招引外風右目口牵急歪斜經針炙未愈虧昨起動忽然眩暈冷汗肢麻苔糙脉細熄風潛陽以治

石决明　白蒺藜　左牡蠣　絲瓜絡
馬料豆　青龍齒　明天麻　大白芍
嫩勾勾　宣木瓜　炒滁菊　生穀芽

二診　肝陽化風口目喎斜經刺頭眩暈實風則可此屬內風偏于虛靜養調攝可愈

原方加歸身

內風三

徐　營血虧弱陰虛乃生內熱血虧必然火旺陽升變化內風頭昏欲仆舌尖剥紅脉弦養血潛陽治之

白歸身　青龍齒　辰茯神　滁菊花　雞子黄
大白芍　左牡蠣　嫩勾勾　霍石斛
馬料豆　石決明　女貞子　陳阿膠

徐　營陰虧弱血虧必然火旺陰虚乃生内熱陽升化風頭常昏眩舌光
剥紅蘇亦少苔脉弦養血潛陽其風自熄
粉當歸　霍石斛　中生地　左牡蠣　嫩勾勾
大白芍　滁菊花　石決明　辰茯神
馬料豆　女貞子　青龍齒　珍珠母

朱　頭旋目花幾欲暈仆血虚化風氣滯爲痛設不即愈防成類中
歸身炭　細川斛　左牡蠣　青木香
炒白芍　煅瓦楞　炒池菊　石決明

料豆衣　便香附

查　目花頭眩已作多日脈弦甚木陽上亢化風治須潛鎮

青龍齒　紫貝齒　穞豆衣　白蒺莉

左牡蠣　代赭石　大白芍　池菊花

石決明　嫩勾勾

陶　舌光紅脈左弦勁雖大風波已過而語言呆鈍晝夜不成寐已經多時酒体湿痰內蓄痰化風為病實邪方面不能為巔為狂正虛不能支持此最可慮

雞子黃　青龍齒　孩兒參　老港濂珠粉　珍珠母

石決明　左牡蠣　辰灯心　抱木辰神

川貝母　黛蛤粉　夜交藤　大白芍

內風

二診　再診先紅舌已生胃氣薄白苔弦勁脉亦已軟和多時不成寐昨夜能睡一刻既有消息不患其内風痰火為害矣再進一步

陳阿膠　左牡蠣　辰灯心　辰茯神　真珠粉

料豆衣　雞子黄　石決明　大白芍甘草同打

青龍齒　夜合花　孩兒參　珍珠母

三診　昨日苔已薄白尚未脱落其心剝紅弦勁脉安靜後無變動多時不寐前夜與昨宵能睡片刻惟接談時還不清楚詢之平時飲酒中傷三年内一日便稀數次今春下血半桶血氣傷耗殊甚不能迅速即愈

雞子黄　大青龍齒　粉甘草　陳阿膠

大白芍　左牡蠣　夜交藤　珍珠母

炒米仁二　辰茯神　孩兒參　辰灯心

四診　薄白胃氣苔即生今舌心亦滿知覺言語漸入範圍納穀稍加但寐還不能沉酣良由去血太多心肝脾三藏大傷痰火亂得以用事脉極穩正回想前途然而險矣不有斯藥不能治斯病

雞子黃　炒歸身　珍珠母　香穀芽　生熟龍齒

辰灯心　炒白芍　孩兒參　陳阿膠　生熟牡蠣

辰茯神　夜交藤　炒棗仁　淨遠志甘草水炒

五診　苔生不脫脉靜不躁氣陰有來復之象是以神呆漸慧語言已准夜間可寐尚少沉酣納已旺矣惟三血藏受大傷一切雜事不能干預未恢復本元故也如不謹慎反覆極易

甘枸杞　炒歸身　辰茯神　香穀芽　淨遠志

鳳玉肉

青龍齒　夜交藤　炒洋參　辰灯芯　珍珠母

左牡蠣　炒棗仁　陳阿膠　炒白芍

六診　養血生津潛陽安神尚難任受穀神亦旺寐還少酣力氣尚無苔已生薄白脉左部稍弦陰血傷極陽氣亦弱培補陰陽是為正治

台參鬚　甘枸杞　野於术　夜交藤　淨遠志甘草同炒

炒歸身　炒洋參　青龍齒　陳阿膠　香穀芽

大白芍　左牡蠣　辰神苓　炒棗仁　珍珠母

七診　補養氣血陰陽得助並無格拒留弊已屬不見柳且飲食多于平時不患其不復所以漸能行動已屬極速不然即屬癱瘓痿廢一途今無慮矣然須格外保養不生枝節為善

台參鬚　孩兒參　青龍齒　野於术　香穀芽

炙綿芪　龍眼肉　左牡蠣　炒白芍　淨棗仁甘草同炒

陳阿膠　夜交藤　茯神苓　粉歸身　甘枸杞吉棗仁同炒

吳　頭昏眩目花耳鳴起動則天旋地轉屬陽上亢故也脈弦帶滑夾痰須兼治

石決明　嫩勾勾　左牡蠣　潼白蒺藜

池菊花　代赭石　紫貝齒　乾荷叶邊

料豆衣　明天麻　陳胆星　竹瀝半夏

陳　頭眩兼微痛目花甚則嘔食有濃痰吐出漸覺減輕方書謂無痰不作眩信然

姜半夏　白茯苓　生枳實　炙新會

煨天麻　炒川貝　白蒺藜　姜竹茹

陳胆星　生蛤殼　嫩勾勾

風內六

概　正月昏暈耳鳴頭旋甚至口噤欲仆脉細弦症因七情直憂慮氣鬱發

生金不制木肝氣木火鬱勃升越標本之症不易即除

池菊花　代赭石　歸身炭　乾首烏　磁石同打

大白芍　煨天麻　馬料豆　潼白蒺藜

煅石决　柴胡炭

二診　眩暈欲仆下虛上實風陽亢逆為患也

熟地炭　代赭石　左牡蠣　乾首烏　磁石同打

馬料豆　炒歸身　炒白芍　潼白蒺藜

池菊炭　青龍齒　石决明　麦穀芽　煨天麻

三診　眩暈漸愈無如下虛已極復元不易

青龍齒　懷山药　炒丹皮　熟地炭　磁石仝打

左牡蠣　粉歸身　福澤瀉　龜甲心酥炙
山萸肉　大白芍　辰茯苓　乾首烏料豆同打

內風之七

虛勞

周　秋間咳嗽過多又食羊肉遂成三瘧且兼咳嗽至今兩皆不止形漸瘦音漸啞所賴者飲食如常然兼嘔胃亦病矣在夏令口腹再不謹慎脾土一傷即難支持而成損

炙鱉甲　旋復花　炙芪皮　酒炒當歸
銀柴胡　漂半夏　京川貝　酒炒知母
代赭石　青陳皮　白茯苓　酒炒青蒿

吳　二九之年地道未通二年前受雨淋入骨髓脹往來寒熱出汗腹痛肉削盡脈細弦苔白膩勞瘵已成藥難挽救矣

炙芪皮　炙鱉甲　大白芍　淮小麥
炒白朮　上桂片　炙甘草　飴糖

生姜　紅棗　穀芽煎湯代水

二診　乾血癆瘵已成骨瘦如柴往來寒熱癖脹腹痛出汗脈細舌白膩苔轉糙飯氣變臭穀神倒矣陰陽皆虧建中湯已有格拒之象正在夏令遲矣晚矣或覓得神水金丹可救

炙鱉甲　上桂片　炙甘草　紅棗

大白芍　烏賊骨　炒蘆姜　穀芽煎湯代水

辰　冬令作欬冬至節見紅旋失音納減力乏夏至又見血瘀症已露一斑幸而脈弦不數木火刑金尚非肺家本病或可設法惟在火令吃緊時也

虛勞六

代赭石　川貝母　冬蟲夏草　毛燕窩

旋復花　野百合　叭噠杏仁　炙紫菀

海蛤散　炙冬花　鮮竹二青

錢　秋分至今往來寒熱有汗心宕耳鳴失寐少食頭昏面赤舌紅裂苔無脈數弦肝陰傷肝陽旺宜先咸降近時大便不結尤屬重要

青龍齒　北沙參　霍石斛　穭豆衣
左牡蠣　炙甘草　二泉膠　生穀芽
茯神苓　大白芍　夜交藤　珍珠母

沈　陰血固然大虧但氣分亦塌弱舌光無華根苔花浮穀食進少交日出時寒不舒服左脈微弱無神力肝氣虛虛不受補有成勞虞

歸身炭　炒棗仁　青龍齒　帶心麥冬
大白芍　馬料豆　左牡蠣　交趾桂飯丸另下
炒川貝　生穀芽　霍石斛

楊　培土以生金扼中以養正弦數脉漸見平靜咳或盛或衰三夜不寐
飲食酌中惟大便仍不能結此最吃緊必得正復則各恙自霽

野百合　霍石斛　野於朮　西黨參　炒穀芽
炙冬花　炒扁豆　炒山藥　煅牡蠣　炒淮麥
大白芍　眞南棗　辰茯苓　炙甘草　青龍齒

馮　陰陽兩大虛極久咳又見便溏上中下肺脾腎皆有虛陷之象又發
瘡腫口現糜點脉細弦而大無神力舌胖苔浮白濁陰上泛口乾眞精內
竭立夏火令將屆所慮本元抵抗力不支

西黨參　炙甘草　炒陳皮　香穀芽　台人參二分
帶皮苓　野百合　眞南棗　炒淮麥　關血麋茸二分　同研細飯丸另送
野於朮　炙冬花　煅牡蠣　炒扁豆

虛勞元

沈　去春時痘發々氣血大傷初夏河内感浴寒濕之氣乘虛内傷脾胃外則寒熱往來内則大腹脹堅兼下痢脉細者宜温和脾胃

泡姜炭一　炙甘草　炒白朮　大白芍　川桂枝同炒
大腹皮　帶皮苓　冬瓜皮　廣木香
炙雞金　青陳皮　生姜　紅棗

二診　時痘後空虛冷浴寒濕之氣入骨遂往來寒熱血氣弱也腹膨下痢脾腎傷也形瘦骨立生氣壞矣温和營衛又動其火鼻衄大流萬無滋陰以傷其脾陽所以無藥可治天熱不支而變

懷山药　白朮炭　炙甘草　熟地炭白附同打
帶皮苓　焦栢炭　炒澤瀉　山萸肉鹽水炒
白茅包　大腹皮

殷　約四五載宿欬于初春欬劇入夏見紅氣促頭汗耳聾吐出極多其色紅黑下一脉得極細極微癆瘵之象恐難圖治

活磁石　淨白芨　炙紫菀　生地炭白附同打
黛蛤散　大坎炁　紫白石英　粉歸身秋石水炒
大麦冬　二泉膠

二診　四五載欬見血非紫即黑脉微細且所吐者已見投溫養血氣穀神畧甦黑色已無血減少有痰尚紫脉稍振作舌畧華再以原意小其制

活磁石　沉香末　大坎炁　紫白石英　鮮藕片
大麦冬　淡竹茹　歸身炭　生地炭白附同打
二泉膠　冬瓜仁　生麦芽　海蛤散

虛　男　三十　俞　血止欬不止傷及氣分發為氣喘半月前下痢脾土有傾頹之象脉

弦數舌乾少津苔薄白粗糙瘀瘵今交春分大節未可言易

台參鬚　白茯苓　活磁石　紫石英

蛤蚧尾　煅牡蠣　淮小麥　川黃柏甘草同炒

野於术　黛蛤散　冬瓜仁

張　切脉右部虛弦左部至數不清尺部無根沉部亦無根精氣神陰陽虧極大過矣是以欬也血也汗也喘也吐也瀉也腫也不食又不寐虛症風生本虛投補則恐虛而拒補之弊若舍本而治見症則如人家之空匱徒事表面粉飾則必一塌不可收拾也如何如何

台參鬚　烏梅肉　淡乾姜　旋覆花

淡白附　開口椒　五味子　代赭石

帶皮苓　大坎炁　香穀芽煎湯代水

李　虛陽升越一載夜不能寐饋不能食且兼中脘氣痛脈細微緩而常止歇左半舌已剥色紅營陰大傷虛損昭著藥恐難治

敗龜版　女貞子　孩兒參　中生地西砂仁同炒　生穀芽煎湯代水
夜交藤　二泉膠　炒棗仁　大白芍粉甘草同打
粉歸身　青龍齒　馬料豆　辰茯神

錢　納穀已旺惟極虛体枝節易生今見症腰痠足軟頭眩耳鳴只有陰升並無風寒氣尚流通正如兵家偷渡之時機會不可失也

西洋參　歸身炭　霍石斛　帶心麦冬
馬料豆　辰茯神　香橘白　大白芍甘草同打
香穀芽　生川杜仲　炒竹茹　二泉膠牡蠣粉炒

勞虛三　姚　久欬音啞痰吐白沫喉道垂痛兩頰緋紅兩脉弦數陰虛火旺內熱

蒸灼一水不能勝二火入虚見象也

南沙參　川貝母　代赭石　冬蟲夏草

女貞子　黛蛤散　宋半夏　淡竹茹

眉元參　甜杏仁　毛燕窩

吐血

葉 去秋病後痰血或絲或塊右脇痛移左脇起先病由氣及血根于遺泄水不生木木邪侮中養陰治血胃又呆矣在陰養治血極准第于時令不宜為醫者亦不能舍時不講

旋復花 代赭石 酒炒歸鬚 廣玉金 茜草炭
真猩絳 淡竹茹 連鬚穀芽 帶子絲瓜絡
橘絡白 藕節炭 糯稻根鬚 鹽水炒蘇子

吐血 三

殷 新得血恙自春至夏已經四回近又舉發加甚且兼氣逆多日不止其形濃其色殷此下焦之血被肝腎陰火逼升而出然氣為血帥血隨氣行亦氣必不順而血不止是故欲治其血必降其氣欲降其氣必充其陰陰充則火自歛氣降則血自止耳

磨沉香　青龍齒　旱蓮炭　生地炭同打浮石粉　荷叶汁

活磁石　淡秋石　磨玉金　元精石　鮮藕汁

左牡蠣　生蛤殼　女貞子　代赭石　熱童便

二診　一劑氣平再劑血止究竟陰傷不耐勞乏故又忽嗆咳因嗆咳而氣又逆因氣逆而血又見矣左脉弦陰火未戢恐血有大溢之虞亟宜靜默勿多言勿多動

石决明　活磁石　茜炒炭　丹皮炭秋石水拌炒

旋覆花　淡竹茹　黛蛤散　甜杏仁秋石水炒

代赭石　京川貝　磨沉香　紫白石英

徐　素有血恙每年舉發一次數碗傳數日又來且經水綿綿不斷兼咳幸納不減脉不数而軟此非血熱可清宜益血補氣

炙綿芪　白茯苓　炙甘草　粉歸身炮姜炭同炒
艾絨炭　血餘炭　藕節炭　二泉膠蒲黃炭同炒
炒白术　大白芍　女貞子　旱蓮炭

陳　血恙今年第二次舉發一吐盈碗合目即驚惕火盛故也右脈數胃熱亦重交相內訌血得熱則上沸不急降早有血暈之險

烏犀尖　湖丹皮　沉香汁　茜草炭
鮮生地　石決明　青龍齒　童便
赤芍藥　黛蛤散　左牡蠣　藕汁

邵　本有血恙今先咳右脇痛血又見一日多次已去不少陽絡受傷怕其大溢

鮮生地　旋覆花　黛蛤散　茜草炭

吐血　三三

西赤芍　代赭石　鮮沙參　茅根露
炭丹皮　桃杏仁　山梔炭

張　自經調治後腫脹退泄瀉定久咳亦大好飲食亦極旺睡眠更酣熟
今晨忽又舉發血甚色鮮形稀是上焦之血受下焦之火逼促而出其在
時熱稍受暑煩勞而小動毋心故務須靜養否則留戀血暴升矣
女貞子　遠志炭　黛蛤散　淡天冬去心辰拌
旱蓮炭　白茯神　毛燕窩　淡竹茹
野百合　血餘灰　白蓮肉　藕節炭

錢　多年咳嗽忽于昨日見紅老年血液寶貴無怪心宕多咳傷氣必見
喘促大小便多亦氣虛失固也中心如焚陰傷火旺所致脉弦數際此火
令之最怕大溢

生洋參　川貝母　茯神苓　紫石英
原金斛　白扁豆　磁朱丸　桑螵蛸
毛燕窩　縮泉丸　宋半夏　鹽水陳皮

陳　吐血不欬自覺從左脇而來雖係陽升隨氣火而出脉弦數日不止須防大溢宜靜養少動

旋覆花　丹皮炭　猩絳炭　紫蛤殼青黛同打
石決明　淡竹茹　鮮茅根　紫白石英
代赭石　旱蓮炭　茜草炭　川廣玉金

二診　血止微有欬苔白糙有痰熱在中脉左部還弦木火未戢恐又復來必須靜默冀其火潛水中

釘代赭　紫蛤殼　左牡蠣　甜白杏仁

吐血　三四

金沸草　淡竹茹　炒丹皮　炙橘紅
茯神苓　毛燕窩　川貝母

陳　正元虛弱勞傷極易感邪亦易血又舉發一傷再傷復元更不易〻

二至丸　乾藕節　石决明　生地炭浮石同打
丹皮炭　生龍齒　炙玉竹　歸身炭秋石水炒
炒丹參　左牡蠣　馬料豆　杭菊炭

黃　瘀血吐去盈碗兩痛脇右甚脈數內熱極重苔花糙舌絳勞力過甚而來尚有瘀血在內須防大溢

十灰丸　原紅花　乾荷叶　紫蛤殼青黛同打　湖丹皮秋石水炒
紫降香　海浮石　香橘絡　當歸鬚
桃杏仁　旋覆花　黃玉金　絲瓜絡

刍 血恙忽起春今至今三次漸多兼氣逆血隨氣上一時有湧溢之險
不可小視
青龍齒 紫蛤壳 元精石 荷叶汁 丹皮炭酒炒
左牡蠣 生貝齒 粉甘草 川連酒炒
桃仁泥 石決明 海浮石 秋石研冲

胡 血症一年未發前日忽又見雖不多然形寒中脘燒熱脉右關數甚
陽明熱重非石羔不除
玉泉散 旋伏花 黛蛤粉 竹半夏
代赭石 淡竹茹 枇杷叶 肥知母
廣玉金 鮮芦根 甜杏仁 薄橘紅

吐血 三五

二診 陽明血熱白虎投治形寒已止燒熱亦退血淨矣數脉已平苔糙

黄 胃熱尚盛甘寒治中
玉泉散　海蛤散　黛灯芯　鹽水知母
細川斗　代赭石　廣玉金　甜白杏仁
淡竹茹　旋復花　茅芦根　鹽水橘紅
張 欬方吐血一去盈碗絡痛脘脹防大決
蜜訶子　山梔炭　黛蛤粉　淡竹茹
海浮石　炒丹皮　絲瓜絡　象貝母
栝蔞仁　大杏仁　煅瓦楞　廣玉金
余 足部先現癉毒旋腹生脹上及于脘猝然音啞又復生痰並吐血且
下痔血舌紅苔花糙少脉軟弦陰不足湿熱夾火蔓延三焦下傷極上防
血再溢

吐血 三六

南沙参　丹皮炭　紫蛤壳青黛同打
原金斗　旋復花　烏元参秋石水炒
大腹皮　代赭石　細生地盐水炒

二診　足痺腹脘脹服药已退失音亦亮惟欬久血又見此腎本肺標之病最為難治仍宜養陰以熄其火化痰以平其欬然尤須澹泊滋味靜養身心則服药庶有濟乎

訶子　山梔　栝蔞　旋覆花　紫蛤壳青黛同打
杏仁　生地　旱蓮　京元参　大麥冬
浮石　女貞　代赭　丹皮炭　原金斗

腫脹

屈 大腹膨脹根因多年今歲更形其腫抑且大便常溏飲食減少腹内或操動或煩躁腰痠頭昏肝脾腎三藏見症深矣單腹臌脹極兇難治

炒白术 煅牡蠣 華澄茄 金匱腎氣丸

連皮苓 沉香汁 西砂仁 穞扁豆衣

青陳皮 大腹皮 土炒澤瀉

另香穀芽 冬瓜皮 煎湯代水

二診 多年腹脹木乘土單腹重症大便不結体肥氣虛多濕補燥兩難木陽養陰又不合宜脉弦軟肝脾腎三藏見象症深治效不易

淡白附 大腹皮 香元皮 西砂仁

炒白术 煅牡蠣 車前子 畢澄加

連皮苓　青陳皮　冬瓜皮　香谷牙

俞　百餘日晝夜寒熱飲食尚可未忌口致足腫腹脹自汗淋漓不乾脉
虛大苔濕膩正虛濕熱邪戀恐其遍身皆腫
川朴花　半夏曲　冬瓜皮　大白芍桂枝仝炒
大腹皮　青陳皮　炒澤瀉　赤猪苓連皮
左牡蠣　砂仁殼　炒淮麦

許　去冬咳嗽乾嗆無痰肺傷氣不肅降發為腫脹腹已脹滿而小便不
利五苓以開太陽降氣以肅太陰
薄官桂　台白朮　川厚朴　製半夏
炒蘇子　川麻黄　炒澤瀉　冬瓜子皮
粉前胡　炒陳皮　水姜皮　茯猪苓連皮

腫脹三七

繆　先腫後欬腫則延及徧身欬則喉間鎖住氣逆頭昏脉左弦外風內
火并有溼熱肺脾受病忌口為先

川麻黄　茯苓皮　杜蘇子　酒炒桑皮
旋復花　苦杏仁　荊芥頭　冬瓜子皮
大腹皮　象貝母　粉前胡　酒炒澤瀉

徐　下利兩月腹疼中氣受傷依瘧邪內陷而成已經發腫仍治其本

四神丸　大腹皮　南查炭　補中益氣丸
帶皮苓　炙甘草　灶心土　煨姜棗

方　脉弦數陰不足溼熱內襲兩足浮腫無力面亦腫食入腹痛氣弱木
旺當和氣血以去溼熱

川桂枝　五茄皮　大川芎　三妙丸

大白芍　漢防已　絲瓜絡　炒澤瀉
粉當歸　茯苓皮　陳松節　桑寄生

周　旬餘飲食作脹大便稀溏一日多次脾土一傷大腹已經脹硬攻痛則肝氣賊邪壅滯克脾面部亦稍浮腫脈沉細弦肝脾已兼腎臟所慮水溢通身暴腫

薄官桂　大腹皮　沉香曲　連皮白朮
帶皮苓　水姜衣　車前子　土炒澤瀉
木猪苓　香元皮　扁豆衣　青陳皮

桑　氣鬱木不調達侮中遂成中滿心口高大腹脹面部微腫脈弦已入夏令土受濕邪困頓時木乘土且必成單腹臌脹

大腹皮　冬瓜皮　水姜衣　鹽水香附

脹腫三八

連皮苓 老蘇梗 廣玉金 西砂仁
香元皮 生木香 青陳皮

孫 便血經年加腫全体皆然又上欬嘔下泄血穀神敗軟絃舌白無華
正不旺時有侮中土敗之險
炒扁豆 連皮朮 代赭石 歸身炭 伏龍肝
大腹皮 炒山葯 煅牡蠣 炒澤瀉 冬瓜子皮
帶皮苓 炙甘草 廣陳皮 大白芍 桂片同炒

彭 前年欬去年腫已經開刀退後復腫屢發至今穀食減氣已促逆小
溲尚無服瀉葯何異飲鴆止渴
炒澤瀉 活磁石 薄官桂 茯猪苓連皮 新銀杏
杜蘇子 牛沫炎炭 大腹皮 炒車前

大杏仁　磨沉香　冬瓜皮　連支术

金匱腎氣丸加茯皮山泥治腫脹良效

腫脹三九

積聚

唐 脉弦肝脾之積聚已經七載去年便稀至今不結日日作痛且嘈胃亦受剋夜膳不能當夜半不能寐病根已深一時難驗

上肉桂 炙甘草 菟絲餅 淡吴萸金鈴子同炒 補骨脂鹽水炒

炒白芍 帶皮苓 煨紅棗 西黨參西砂仁同炒 麦穀芽松香屑同炒

淡白附 淡乾姜 五味子 台白朮江枳殼同炒

范 宿癖作痛嘔噁食則脹吞酸脉細弦肝木犯胃氣失流通背形寒疎肝理氣以降胃兼化溼熱

川朴花 煅瓦楞 新伏手 大麦芽玫瑰花同炒

橘青皮 生枳殼 香元皮 左金丸加吴萸

製半夏 [illegible] [illegible] [illegible]

黄　瘧百日左脇成母善食而瘦謂之食亦係肝脾失和氣化失司所以左邊舌苔厚黄鬆軟和其肝脾

川桂枝　生雞金　帶皮苓　必甲煎丸
大白芍　大腹皮　南查炭　香元皮
煅瓦楞　沉香曲　資生丸　麦穀芽

秦　中脘有癖略偏右半大如覆盃起于便血後肝脾血臟受傷金不制木乘土有中滿之憂

上桂片　淡吴萸　桃仁泥　絲瓜絡乳香同炒
大白芍　歸身炭　大川芎　台白朮枳殻同炒
酒炒延胡　帶子腹絨　醋煅瓦楞　木香

積聚四十

徐　瀉久下血鬱轉痢下白凍腹痛苔糙溼熱未清正元已傷留戀必矣

使君子　大白芍　南查炭　参苓白术丸

大腹絨　沉香曲　車前子　地枯蘿　粉甘草

二診　久瀉下鶩成痢治脾又轉為瀉甚至完穀不化脾腎之真陽大傷
矣必須息口或可即愈

二神丸　生雞金　資生丸　生熟穀芽　乾荷蒂

大腹絨　南查炭　炒陳皮　四君子丸　炒扁豆

三診　瀉下血鶩腹作痛今瀉止矣而痛仍不定中氣受傷肝脾失和須
培土和氣

老桂木　大腹絨　炙甘草　烏梅炭拌口椒同炒　炒扁豆

大白芍　炒陳皮　淡吳萸　土炒白术　炒茯苓

袁　初冬寒熱所食凝聚成塊至今不常攻痛且作脹脹痛及腰背牖不能

食若糙厚佈脉細并作嘔肝胃失和古稀在望之年運力薄弱培運以和
肝脾

淡吳萸　香元皮　大白芍肉桂同炒　帶子腹絨
磨木香　磨枸橘　絲瓜絡乳香同炒　雞內金砂仁同炒
資生丸　磨青皮　麦穀芽枟香同炒

徐　左右少腹宿有氣塊因感客邪發為欬下塊受其壓响遂脹痛上升
及脘兩脉皆弦台之濕糙佈苔不能全作肝橫夾雜濕熱痰火治當清肅
肺家金清邪化其塊自平

大杏仁　象川貝　生苡仁　絲瓜絡　帶子廣玉金
南沙參　青陳皮　冬瓜子　製半夏　海蛤散
杜蘇子　枇杷葉　香白前　炒竹茹

積聚一

二診　肺氣失清肅金不制木木邃橫逆少腹之塊左右攻痛治肝何能見效所謂治病必求其本進清肅肺家癖安痛止即此明驗脉左手漸平惟呼吸胸口作痛病仍在肺

南沙參　代赭石　粉前胡　絲瓜絡帶子

杜蘇子　淡竹茹　香橘絡　廣玉金

旋覆花　象貝母　冬瓜仁　京川貝

李　兩手脉弦弦屬肝弦主痛弦脉不退痛必不定左少腹隱癖發動則形長而硬剛剛一年于未生癖之前大便溏解土先弱血氣由是凝聚善食而瘦即生運之氣乖違也不易即驗

上桂片　炒白术　青陳皮　炙甘草　西砂仁

大白芍　炒党參　生木香　炒茯苓　煨姜棗

脘痛

部　脘痛一發月餘不能多食〻則脹脉軟弦苔白須用溫通

上桂片　生穀芽　新伏手　製半夏

大白芍　青陳皮　南查炭　陳香元

淡吳萸　西砂仁　炒延胡　生木香

陸　五月內脘脹作痛一星期必生寒熱一次脉軟緩無神舌裂苔薄白

陰陽兩虧營衛失和所致

炙甘草　炒楞売　製半夏　大白芍　桂枝同炒

左牡蠣　炙必甲　醋柴胡　淡吳萸　鹽水炒

歸身炭　熟香附　震灵丹　姜　棗

脘痛 四二

二診　初春起今脘腹痛脹至一星期必形寒發熱肝脾胃失和營衛不諧

也

瓦楞壳　半貝丸　塩水柴胡　大白芍桂枝同炒

左金丸　炙甘草　醋炙必甲　白睞身木香同炒

越鞠丸　左牡蠣　生姜紅棗

三診　每星期必来寒熱一次脘腹痛脹迭進温和營衛兼搜邪品已經

見效原意再進

逍遥丸　陳伏手　生熟穀芽　大白芍桂枝同炒

熟香附　炙甘草　醋炙必甲　姜棗

瓦楞壳　麸枳壳

紀　脘腹痛乾嘔吐白沫不能飲食脉沉細苔花糙厚厥陰見象立吴茱

萸湯

吴茱萸　炙甘草　磨橘核　大白芍桂木同炒
台參鬚　大紅棗　鮮生姜　青木香磨

黄　胃脘氣痛隔阻不能食脈滯純多日不止頻作噯氣遵古賢久痛非
寒援熱痛例治

金鈴子　沉香末　炒枳壳　炒赤芍
延胡索　小青皮　老蘇梗　廣玉金
醋香附　生木香　台烏葯　保和丸

曹　舌紅如硃苔花糙肢厥脈弦數此即經所謂熱深厥亦深所以中脘
綿綿而痛無休形色变換下利雜沫如加寒熱即重

大白芍　南査炭　大腹絨　製香附
粉甘草　炒木瓜　福澤瀉　左金丸

脘痛　四三

瓦楞壳　大麦芽　生木香

二診　中脘綿綿而痛昨夜進柔肝抑木以甘緩中痛減今移於右臍旁作疼勢尚緩但未大便浮苔脱落舌鮮紅減淡肢厥回暖數脉退弦在防再大痛

杭白芍　焦柏炭　細川斗　煅瓦楞

粉甘草　大麦芽　大紅棗　煅石决

代赭石　炒木瓜　烏元參　山萸肉

梅　胃脘痛舉發三載作于夏想見脾陽不足受湿所困一味豕术得效而愈兩載今則冬令亦發并加嘔色赤黑如漆便下乾稀互見色亦然吐痰有血脉脉細苔黄糙佈中有湿熱陰亦不足不易見效

炒金鈴　延胡索炒　失笑散　桃仁泥　佰麦芽

製香附　旋復花　半夏曲　絲瓜絡
乾藕節　香橘絡　廣玉金　當歸須

姚　胃小肉瘦穀少脉細先天固然不足後天亦極薄弱夫血氣生於穀
由虛則諸症蜂生即氣痛綿綿不定亦屬血不養肝之品祇可施于無病
之時今先去病
乾佛手　炙甘草　姜竹茹　淡乾姜　川連同炒
醋香附　開口椒　生木香　鹽水吳萸
姜半夏　烏梅炭　橘青皮

顧　苔濕薄白脉微緩陰氣大弱陽亦不足見症背脊右旁先刺痛繼脘
右亦疼旋右脇又痛已十多日云是外瘍則脉不應係正弱絡虛痰氣走
竄所致或恐見紅

脘痛　西

真猩絳　淡竹茹　香橘絡　川廣玉金　象貝母
旋復花　白芥子　宋半夏　片姜黄　桑叶絡
桃仁泥　青葱管　荷叶絡　絲瓜絡　乳香同炒

周　宿恙肝胃氣痛因食嫩吃阿膠發動從脘至腹走攻不定脉軟弦苔灰黄中有湿熱平木止痛
乾佛手　大腹絨　粉甘草　左金丸加吴萸
大麦芽　老蘇梗　大白芍　醋煅瓦楞
淡竹茹　廣玉金　霍石斗　醋炒香附

李　當臍痛多年不愈且連及腰亦痠甚則嘔泛清水氣色憔悴脉左弦右細苔糙中有湿熱最難治本
生川仲　沉香末　川續斷　北五味甘草同炙

炒白芍　宋半夏　破故紙　香穀芽 枟香同炒

煅磁石　炙橘皮　潼夕利　姜竹茹

二診　多年當臍而痛連及腰癥無日不作甚則嘔吐青水兩進溫養肝腎其痛稍緩但形脫肉削根本大傷一時恐難見效

熟地炭　破故紙　川斷肉　上桂心 研末飯丸

淡白附　胡桃肉　小茴香　潼夕利

川杜仲　炙橘皮　姜竹茹

章　少腹作痛已將兩月甚於夜劇于黎明二便如常眠食不差舌少苔脈三部九候均弦陰虛水不生木木氣失生化通達所以糾纏不愈

上桂片　炙甘草　生木香　胡桃肉

大白芍　黑穭豆　白茯苓　補骨脂

脘痛 四五

山萸肉　台白术　淡吴萸　煨姜粟

噎膈

譚 望七高年食物則噎今春寒熱斷食十八日由噎成膈吠吐酸水多泛白沫且欬舌裂苔白噎膈已成津液乾枯四症之一年老難治
代赭石 旋復花 鮮藕汁 淡乾姜川連同炒牛轉草
地栗汁 枇杷叶 姜半夏 烏梅炭川椒同炒

沈 不能食〻入即吐〻出即味酸氣穢此噎膈之微脉細弦木土仇〻不解仿金匱法請治
淡半夏 炙乾姜 台參鬚 烏梅炭川椒同炒開口吳萸鹽水炒
白茯苓 賴橘紅 姜竹茹 川黃連姜汁炒

蔣 春間即旦食不能暮食〻〻則似饍似飢在脘腕間不舒脉軟中陽弱木邪横肆深則膈脹之根

老桂木　資生丸　炙雞金　麦穀芽 枟香同炒

大白芍　麸枳壳　白茯苓　炙甘草

淡吴萸　香元皮　霞天曲　白术炭

張　苔根薄糙脉微軟小數非外感亦非内傷于春末夏初少食兼嘔并泛吐白沫大便堅難有年精血枯槁成膈之象

粉甘艸　淡乾姜 蜜炙　西洋參 炒米　姜竹茹

姜半夏　川雅連 姜炒　大白芍 炒　熟白蜜

磨沉香　薄橘紅 蜜炙　枇杷叶

查　氣鬱動肝﹅旺刑金剋脾作欬食脹氣噎作痛發嘔形瘦色悴盗汗口乾苔剥氣陰由欬吐而傷肝胃肺脾同治

代赭石　北沙参　左金丸　烏梅炭　炙冬花　製半夏

旋復花　姜竹茹　川貝母　粉甘草　開口椒

姚　八十老人初春新得食物即吐去此係胃病近加氣噎脉軟弦滑屬于中陽弱木邪旺痰阻於中暫以降胃平肝以化痰

枳殼炭　青皮炭　炙橘皮　烏梅安胃丸　真川椒
代赭石　旋復花　白茯苓　醋吳萸　鮮姜汁
廣玉金　姜半夏　焦枳實　姜竹茹

周　去年夜饍驟然臍右作痛旋嘔常泛吐酸水綿延迄今愈發愈甚之至一日之食須分三天服下猶不平靜時嗚响此乃肝脾失和真火衰弱所以服下半日之食吐出仍完穀不化病名反胃深則成膈矣

淡白附　老蘇梗　淡吳萸　鮮生姜　薑半夏　澊橘紅
台白朮　大白芍　白茯苓　姜川朴　姜竹茹

膈噎　四七

楊 食物則呃飲湯則吐作冷並作欬音嘶脉左弦右細舌絳苔黃火也熱也湿也風也見象如此于方書中胃口有死血一條似合恐血病有举之虞

真猩绛 絲瓜絡 川玉金 失笑散
旋復花 桃杏仁 淡竹茹 廣橘紅
代赭石 枇杷叶 黛蛤粉 乾藕節

李 素有肝陽因驚傷肝氣乱上逆為呃七八日不止脉軟弦苔乾糙氣弱液虧之体即止為善

台參鬚 姜半夏 大白芍 炙橘紅 炒蘇子
旋復花 炙甘草 活磁石 姜竹茹
代赭石 大麦冬 煅蛤殼 枇杷叶

姚　代茶　刀豆子　乾柿蒂

脉軟弦有年氣弱木鬱不達中氣失降乃發爲呃三日不止尚未妨食但呃不斷則穀不下即屬險重

磨沉香　炙橘皮　姜竹茹　姜半夏
代赭石　磨烏藥　老蘇梗　磨青皮
旋覆花　乾柿蒂　磨枳殼　公丁香

陳　前日起形寒形熱兼欬更連聲呃忒切脉浮弦滑大風火痰熱見象即止爲吉

炙橘皮　代赭石　炒桑叶　帶心麦冬
炙竹茹　旋覆花　杭菊花　粉丹皮
南沙参　大白芍　乾柿蒂　姜半夏

膈噎 四八

三消

吴 泄瀉多日又生寒熱且發疹熱退疹回氣陰受傷遂變肺消飲一溲一肉瘦舌剥脉細弦經過多恙治當養正

西洋参 縮泉丸 原金斛 五味子甘草同打 鮮藕煎湯代水
南花粉 扁豆衣 黄蚕繭 帶心麦冬辰拌
覆盆子 螳螂子 金櫻子各鹽水炒

趙 兩月形寒形熱上部有汗渴飲溲利極多氣色夭然脉軟舌白苔糙無津大有上消之象有年氣陰已傷症重勿忽

西洋参 辰茯神 桑螵蛸 左牡蠣 南花粉
寸麦冬 紫貝齒 原金斛 黄蚕繭 青龍齒
五味子 辰灯芯 紫貝齒 金櫻子

二診 上消飲一溲一有年患此殊非輕恙氣陰弱形色夭上部有汗氣逆脉軟弦火旺再滋化源

西洋参 代赭石 紫貝齒 紫白石英

五味子 原金斗 辰灯芯 金櫻子

寸麦冬 桑螵蛸 左牡蠣 黄蚕繭

郤 肺消飲一溲一夜間為甚焦躁不能成寐身熱雖淡便泄不止苔糙脉細數秋暑内受氣陰已弱不能即愈

縮泉丸 茯神苓 益元散 扁豆花衣 大腹絨

細川斛 辰灯芯 南花粉 黄蚕繭 左牡蠣

凌 暑傷氣肺消渴飲溲清而多肌熱無汗客涼腠理遏閉乃成是症

嫩香薷 南花粉 南沙参 鮮荷叶

消兒 三

扁豆花　淡竹叶　大連喬　黄蚕繭
細川斛　川通草　益元散

張　肺消不清長而多大便瀉久不止口渴不堪身淡熱腹脹大脉细苔
薄氣陰受傷因循多時再難疏忽

生白术　縮泉丸　桑螵蛸　帯皮苓
炒洋參　粉甘草　寸麦冬　黄蚕繭
大腹皮　辰灯芯　扁豆衣　左牡蠣

姚　表熱日無夜有乃陰傷火旺所以焦躁肺消依然不減苔佈糙脉细
數不寐安神潜陽養陰

細川斛　南花粉　桑螵蛸　帯心麦冬　鮮藕片
大白芍　青龍齒　扁豆花　黄蚕繭

辰茯神 縮泉丸 金櫻子 珍珠母

黃 兩旬身熱經過酷熱氣陰消傷脈見細數作渴溲多似有肺消之象此虛熱不能表達宜清化養陰以治

南沙參 天花粉 益元散 帶心麦冬
大白芍 連翹心 鮮竹芯 黃蚕繭
細川斛 左牡蠣 桑螵蛸 鮮荷梗

錢 汗閉暑邪內傷氣遂成肺消灼熱無汗飲一溲一苔糙尖刺防劇

香青蒿 赤茯苓 黃蚕繭 益元散
天花粉 細川斗 帶心翹 鮮荷叶
扁豆花 鮮竹芯 桑螵蛸 野薔薇花

三消 五十

孔 寒熱斷續暑邪傷氣渴飲溲清而多已有消渴見象須涼爽乃愈

細川斗　杭菊花　冬桑叶　粉丹皮
大麦仁　杏仁衣　鮮竹芯　桑螵蛸
雞蘇散　扁豆花　赤茯苓　大連翹

陸　氣陰不足之体安耐酷烈之炎威肺金受灼乃成肺消飲一溲一已經三日且有寒熱熾于夜分脉細数薄糙苔化去舌紅陰傷火旺暑熱恋肺最防不支変幻

冬桑叶　細川斗　大連喬　桑螵蛸
杭菊花　益元散　鮮竹芯　鮮藕片
南花粉　黄蚕繭　金櫻子

痰飲

陳　痰飲宿恙得外感而舉且有寒熱痰白脉弦軟中陽不足宜用溫和

白茯苓　炙甘草　製半夏　旋復花

川桂枝　北五味　賴園紅　大杏仁

台白朮　淡乾姜　代赭石　炙紫菀

徐　飲邪欬喘倚息不得卧常欲傴僂肺腎出納之氣無權主動又在乎肝即刻一陣面赤有汗切脉右部微芤左手細弦舌紅苔濁糙此濁陰上泛比之前回凶險數倍

青龍齒　左牡蠣　胡桃肉　蛤蚧尾五分微焙研末冲

代赭石　黛蛤散　活磁石　紫白石英

旋復花　枇杷叶　寉石斗　北五味甘艸同炙

痰飲　五一

陳 寒嗽喉痒吐稀沫脉得双弦係屬飲欬徒有時瘧援飲欬例治用小青龍湯

水炙麻黄　炙甘草　炒白朮　淡乾姜五味同炙

酒炒白芍　北細辛　製半夏　炙冬花

水炙桂枝　炒陳皮　白茯苓

紀 中脘隱痛經久走竄兩脇胃逆呆有時噁吐苔薄糙脉弦氣弱蓄積之痰飲不克發泄須以辛溫通之

老桂木　白茯苓　台白朮　焦麦芽杜香仝炒

代赭石　磨沉香　杜蘇子　大杏仁

旋覆花　淡竹茹　粉前胡　廣玉金

瞿 痰飲咳嗽已起三載痰吐不爽脉微苔粗糙雖能飲食恐有驟然喘

脱之險

台参鬚　甜杏仁　製半夏　鮮竹瀝　胡桃肉

大坎炁　淡白附　活磁石　白茯苓　稲園紅

張　三載寒々嗽舉發氣逆痰中雜有黑点肺傷及腎恐其大喘且防黑痰變為

紅遠々断酒忌口

代赭石　沉香末　胡桃肉　紫白石英

旋復花　黛蛤粉　白茯苓　鹽水蘇子

活磁石　炙冬花　鹽水杏仁

二診　寒嗽三載近加氣喘痰中有黑星已關乎腎本来用温固舌絳少

苔陰已不足脉弦陽火已亢進鎮納有效以原意加減

活磁石　沉香末　黛蛤散　北五味甘艸同炙

痰飲　五三

代赭石　胡桃肉　杜蘇子　生地炭砂仁同炒
旋復花　炙冬花　大杏仁　紫白石英

姚　本有飲欬旬日前忽劇午後漸見形寒身熱痰吐先稀後濃氣逆心宕不寐脉軟弦苔佈濕糙素有厥病防發作

代赭石　旋復花　辰神苓　杜蘇子沉香汁炒
宋半夏　海蛤粉　姜竹茹　炙冬花
川象貝　賴橘紅　紫白石英

二診　飲咳旬日前忽劇過午形寒形熱氣逆心宕不寐脉軟弦苔糙佈
扳厚前方似合以此再治

代赭石　製半夏　川象貝　水炙桂枝
旋復花　茯神苓　生穹朮　紫白石英

甜新會　煅蛤壳　大杏仁　盐水蘇子

三診　飲欬宗金匱法温納肅降肺脾腎台治弦軟脉退緩板糙苔畧鬆
氣逆漸平心宕亦定欬減而痰仍白沫頭痛絡疼不止以前意再為變通

淡乾姜　北五味　製半夏　紫白石英
代赭石　製川朴　炙冬花　炒蘇子
旋復花　茯神苓　大杏仁　炒陳皮

尹　去冬生欬延今痰稀不濃背寒喉痒頭暈脚疲脉緩陽氣已傷今冬〻
必發

北細辛　川桂枝　製半夏　炙冬花　淡乾姜　五味同炙
川麻黄　炙甘草　炒白芍　大杏仁　炙橘紅

二診　飲邪久欬進小青龍法諸症均減喉痒未止脉濡弦仍援外飲例

痰飲 五三

治

白茯苓　炙甘草　象貝母　旋覆花
台白朮　杜蘇子　炙桂枝　代赭石
製半夏　大杏仁　炙橘紅

鄒　氣喘作欬十餘年雜肝兼脹乾嘔有痰筋掣動風幸即止脉細弦苔白擾痰飲例治

白茯苓　炙甘草　胡桃肉　五味子淡乾姜同炙
老桂木　代赭石　製半夏　紫白石英
台白朮　旋覆花　大白芍　活磁石

二診　氣喘痒欬根株已深溫納鎮養少驗足見資格已不淺矣且受終年帶痰出泄殊甚一時即愈勢必不能仍以前意再損益

痰飲 五四

白茯苓 炙甘草 大坎炁 紫白石英
老桂木 台白术 活磁石 熟地炭
代赭石 旋復花 製半夏 炙新會

李 陽升飲泛中脘作冷耳鳴雖係血氣兩虧補則助其升旺
震靈丹 左牡蠣 姜半夏 老桂木 料豆衣 杭菊炭
青龍齒 炙橘紅 茯神苓 活磁石 大白芍

胡 瘧愈因勞外感生欬去冬至今痰沫甚熱或作脉弦數營衛薄弱瘧根未除飲欬欲成之象
白茯苓 製半夏 炒蘇子 炙冬花
川桂枝 青陳皮 台白术 姜 棗
炙紫菀 大杏仁 象貝母

痰喘

翁 痰喘六月初舉發愈不多日即反覆綿延迄今前日又發更加便泄汗淋脈細弦小數無神少根照此脈症已在不治抑且虛不受補愈形棘手矣

醫門黑錫丹 二錢 生熟龍齒各五錢 沉香末五分 小麦三錢

大坎炁 三条 北五味伍分 一錢 甘草全炙 生熟龍骨各五錢 紅棗三个

生地炭 三錢 白附 四分 同打 紫衣胡桃肉三枚 生熟牡蠣各一兩

陳 痰喘宿恙屢發秋初迄今未平且大舉數次胃氣遂呆左脈軟弦苔老黃中暈灰時邪濕熱夾雜痰火肝腎陰弱肺脾陽虛標本兼治

大坎炁 胡桃肉 甜杏仁 生地炭青鉛同打

活磁石 製半夏 白茯苓 紫白石英

新銀杏　炙桑皮　炒陳皮

二診　前方主腎佐肺治養陰納氣宿欬喘恙似見輕減且穀神略甦歟
弦脉略揚平以原意再進

原青鉛　炙冬花　炒陳皮　生地炭白附同打
大坎炁　胡桃肉　製半夏　北五味甘草同炙
甜杏仁　白茯苓　紫白石英

三診　氣喘兼遺溺肺氣固弱腎氣亦虧前法溫納見效可見資格已深
不可忽畧

炙五味　胡桃肉　大坎炁　中生地磁石同打
台參鬚　炙冬花　牛膝炭　紫白石英
炒陳皮　桑螵蛸　製半夏

喘痰　五五

四診 喘而遺尿肺腎氣陰大傷培養本元 似有格拒痰多脉緩中焦停頓少運之嫌當小其劑

大坎炁 縮泉丸 胡桃肉 炙五味乾姜同炒

活磁石 白杏仁 桑螵蛸 杜蘇子沉香汁炒

炒橘皮 紫白石英

葉 氣鬱木不調達發生氣喘不欬痰吐白膩肺亦病失肅降金不制木胸口脹按之痛最防腹亦脹

磨沉香 蛛身炭 粉前胡 胡桃肉

原青鉛 製川朴 代赭石 杜蘇子

製半夏 炙甘草 薄官桂 炙橘紅

顧 已進參地並不飽脹其胃夜分仍剔尚出汗穀食進步大便日行脉

稍有神但症凶又屆大節不能許定無妨

台參鬚　炙橘紅　代赭石　熟地炭青鉛同打　製半夏

活磁石　胡桃肉　旋覆花　淡乾薑五味同炙　囫圇杏仁

大坎炁　辰神茯苓　懷牛膝炭　紫白石英

改方　去杏仁參鬚炒黨參　加炙草　土炒白术茯苓

黃　喘咳舉發延長痰中有血幸頬食旺脉細苔薄糙鎮肝肅肺兼納腎

代赭石　炙冬花　白茯苓　紫白石英

旋覆花　冬瓜子　黛蛤粉　鹽水蘇子

川貝母　胡桃肉　甜杏仁

五六　喘痰

徐　氣鬱傷肝先氣痛繼氣喘去年得之近日舉發苔糙脉濡弦雜有時

那暫以活法變通權治

生穹术　白茯苓　胡桃肉　紫白石英　川厚朴
製香附　小川芎　製半夏　黑山梔姜汁炒
老蘇梗　炙五味　萊菔子　沉香末
二診　粗白苔略匀濡弦脉稍清其氣机似有灵通之象但症係内傷不易治根迅驗即得效勢必不免反覆氣喘之患其根在腎亦最深也
越鞠丸　活磁石　杜蘇子　香穀芽杍香同炒
沉香片　白茯苓　胡桃肉　紫白石英
川厚朴　老蘇梗　春砂仁
三診　腎氣虚而作喘夾雜濕邪不能填納固腎以治本須化濕醒胃必兼理氣令胃漸醒矣喘不大舉虚則氣不納固喘實則氣壅滯亦能喘使有邪而補之則反增其喘矣活法在人其在斯乎

活磁石 香附子 杜蘇子 胡桃肉 春砂仁
白茯苓 川厚朴 製半夏 陳佛手 紫白石英
炙橘紅 雞內金 墓頭回 香穀芽

痰喘
五乂

欬嗽

蔣　新感引動宿欬痰沫氣逆經候不能卧身熱二日即止納減脉細弦

鎮肝肅肺以治

代赭石　香白前　炙冬花　炙竹茹

旋復花　大杏仁　冬瓜子　新銀杏

蘇子梗　象貝母　炙紫菀

李　或欬或嗽火也濕也心宕則火病腹濕則濕病權衡濕火之間在乎

治者之能事與否

煅蛤殼　川朴花　炒陳皮　旋復花

杏仁衣　大腹絨　半夏曲　生熟苡仁

象貝母　辰神苓　代赭石

丁 欬嗽清晨為甚經數十日痰沫泡己見盜汗氣陰兩傷飲食減半脉數苔粗糙延久恐見紅入損

肥玉竹 海蛤粉 代赭石 炙紫菀
炙芪皮 炙甘草 旋覆花 南北沙参
生地炭 甜杏仁 炙冬花 白茯苓

張 欬而痰不易出寒熱如瘧不定時脉左弦少利濕熱夾痰邪在半表半裡隸于少陽体陰不足其苔乾糙厚佈清肅其金和解其木

南沙参 柴胡炭 象貝母 生蛤壳青黛同打 香橘絡
杜蘇子 粉甘草 製半夏 帶子絲瓜絡 香白前
大杏仁 淡竹茹 旋覆花 廣玉金

姚 欬嗆噁吐飲食大便暢後不減右脇痛之移于腿胯結核其痰入絡

欬嗽 五八

可知脉滑数痰多作有熱不能過燥

杜蘇子　旋復花　海蛤散　帶子絲瓜絡

來卜子　橘絡紅　象貝母　製半夏

白芥子　炙竹茹　大杏仁　廣玉金

黄　形寒形熱畏風欬痰極多由墜水而得異濕之氣遏伏由肺衛淺路

發泄須從汗而解

水炙麻黄　苦杏仁　炙百部　粉前胡

水炙桂枝　粉甘草　蘇子梗　荆芥穗

炙冬花　炙紫菀　炒陳皮　製半夏

秦　七年欬病初春發動半月内不思食不能眠動即喘痰雜色諸邪雜

感脉軟弦苔滑厚最怕邪正同踞于盡

台参鬚　大杏仁　白茯苓　竹瀝半夏
胡桃肉　炙甘草　川桂枝　賴橘紅
杜蘇子　新銀杏　炙冬花　紫白石英

賴　欬吐臭痰雜血能食大便少行並無寒熱明非風寒脉左関弦右寸浮大餘部濡係肺熱肝火脾湿醞釀尚非內癰見象
炙桑皮　黛蛤散　旋覆花　帶子絲瓜絡　大杏仁
生苡仁　桃仁泥　粉丹皮　香橘絡　金絲荷葉
冬瓜子　淡竹茹　黄玉金　青芦管

陶　去冬作咳頻吐稀沫喉道堵塞其来路似從頭額鼻管而下背覺形寒此寒入肺俞内舍于臟胃氣已弱治難速效

嗽
堯
台参鬚　炒蘇子　蜜炙麻黄　北細辛　旋覆花　製半夏

代赭石　炙百部　酒炒白芍　炒甘草　蜜炙桂枝

減方　去細辛桂枝　加杏仁象貝紫菀　如痰爽吐去麻黃參鬚

陳　欬將兩月乾嗆時多欬而溲多遺溺脉細微少神更兼便泄肺脾與

二腸膀胱腎皆病非風寒欬嗽可比

炙訶子　炙冬花　杏仁霜　益智仁

白扁豆　台白朮　生山藥　桑螵蛸

野百合　炙甘草　炒川貝　炒麦冬

王　欬而形寒形熱喉中痛脉弦軟顯然新感風溫之邪內留但氣陰薄

弱之体急開其邪必動絡見紅

冬桑叶　大麦芽　淡竹茹　薄荷葉　象貝母　萊卜子

炒丹皮　黛蛤散　竹半夏　大杏仁　杜蘇子

氣疝 六十

疝氣

徐 冬時患疝右睾子腫大如卵不痛至今不常寒熱係濕熱火深入下焦肝腎所以糾纏

荔枝核 香橘絡 炒金鈴 淡海藻
炒延胡 川桂枝 小茴香 炒澤瀉
淡昆布 大白芍 絲瓜絡

石 右睾丸腫脹且有寒熱其脹更甚三年前有根如此兼痰隱痛苔粗糙乾白無津而不索飲脉細微數濕熱困頓中陽氣不足最防疝氣上衝

青防風 蘇子梗 炒橘核 土炒苡仁
旋覆花 大杏仁 象貝母 帶子絲瓜絡
大連翹 荊芥頭 赤茯苓

二診　兩劑汗解未足寒熱已退疝氣脹欬嗽隱痛亦鬆苔粗糙陰傷濕熱所致

生苡仁　大杏仁　冬瓜仁　帶子絲瓜絡

淡竹茹　象貝母　香橘核　香白前

車前子　炒澤瀉　赤茯苓

三診　寒熱退後欬嗽隱痛即止惟腎子脹疼依然素有白濁肺脾腎氣陰大傷濕熱下陷所致脉細本虚見象苔糙邪留之徵先去標邪尚難治本

粉萆薢　赤茯苓　淡昆布　帶子絲瓜絡

香橘核　象貝母　淡竹茹　土炒苡仁

乾菖蒲　台烏葯　益智仁　甘草梢

四診 濁傷肝腎湿熱乘虚下陷睪丸脹雖減但苔仍湿糙必邪盡乃愈

真小茴香 絲瓜絡 香橘核 淡昆布

生薏苡仁 瓜蔞皮 半夏曲 炒延胡

炒江枳殼 赤茯苓 車前子 粉萆薢

楊 右睪丸疝痛舉發其大如拳有癲疝之象因勞倦所致擬補中益氣湯加減

台參鬚 粉歸身 荔枝核 粉甘草

炙芪皮 台白朮 炙升麻 白茯苓

白苡仁 淡昆布 小茴香 炒陳皮

疝 六一

溫 少腹先痛繼以右睪丸疝脹溲赤痛海底隱疼脉細數右弦肝脾湿熱宣化其邪

焦川栢　赤茯苓　炒澤瀉　香附米塩水炒

炒橘核　生木香　炒蔞仁　絲瓜絡塩水炒

小青皮　宋半夏　土炒苡仁　蒼术塩水炒

二診　少腹痛海底隱疼右睪丸疝脹服藥有鬆惟噯出　少血夾雜痰中

宿有是恙亦關時邪湿熱脉尚弦還防再痛

代赭石　炒橘核　黛蛤粉　土炒苡仁

旋復花　絲瓜絡　宋半夏　撩水橘紅

丹皮炭　茜草炭　乾荷叶　保和丸

遺精淋濁

姚　遺精腎陰傷腎火旺頭昏睡醒出汗飢不能食脉左弦勁右細軟苔湿濁陰與時湿交泛須治其本

台參鬚　粉甘草　生地炭磁石同打
左牡蠣　香穀芽　川黄柏塩水炒
生龍齒　春砂仁塩水炒

吴　小溲短少頻數交夜為甚不痛苔湿糙脉濡弦湿熱夾火淡滲苦泄

白通草　大木通　飛滑石　萹蓄艸
辰灯芯　生草梢　生苡仁　車前子
淡竹叶　真川栢　海金沙

高　遺泄二載最遠不過旬日有時無夢腎關不固矣經久必虚脉軟弦

苐非一味補澁所能止

[illegible]參鬚　真川栢　大生地　春砂仁鹽水炒

天門冬　龜甲心　鹿啣草　線魚膠蛤粉炒

粉甘草　粉丹皮　白蓮肉鬚

吳　溼熱火下趨成濁固腎分利以治

扁蓄草　甘草梢　炒澤瀉　益智仁鹽水炒

赤茯苓　台烏藥　淡竹叶　川萆薢鹽水炒

長滑石　乾菖蒲　車前子

二診　下濁已稀脉仍濡弦溼火尚未清也

南沙參　石决明　石蓮肉　川萆薢鹽水炒

黛灯芯　左牡蠣　乾菖蒲　益智仁鹽水炒

遺精淋濁　六三

茯苓神　甘草梢　白蓮鬚

石　濁久腎陰大傷陰虛乃生內熱水虧必然火旺正弱易受邪發聲本從腎出其音啞也須治其本兼散表邪

黛蛤散　粉丹皮　粉甘草　鹽水元參

冬桑叶　杏仁衣　来卜汁　淨蟬衣

生地炭　川柏炭　炒牛蒡　萆薢分清丸

徐　苔板白佈中陽鬱結濕熱火隨清氣下陷小便血有用來塊作痛頭昏脉細弦下清本弱恐紆纏

小薊炭　赤茯苓　海金沙　西血珀　灯芯同研

石決明　料豆衣　瞿麦穗　旱蓮炭

杭菊花　扁蓄炒　藕節炭　車前子

周 一冬〻重煩虛陽少戢眩暈頻作傷于下竭且雜 精泄腎大傷水虧則火旺交春肝木主令之時下竭精泄依然眩暈勢必大舉況脉已剛勁尤為可慎亟宜靜養為是

生地炭砂仁同炒 川黄柏鹽水炒 辰茯神 生龍齒

萸肉炭鹽水炒 粉丹皮秋石水炒 肥知母 大芡實

懷山葯人乳蒸 生熟牡蠣 細川斛

顧 赤淋月餘大便重墜此心遺熱于小腸清氣下陷故也嗌腭乾液不上承使然少腹膨滿且下快痛狀有難以言形腎虛膀胱氣化失職服前葯已減大半以原意再治之

西血珀 車前子 淡竹叶 紅蔗梢

細川斛 海金沙 辰赤苓 瞿麦穗

遺精淋濁 六四

白灯芯　生草梢　扁蓄草　通關滋腎丸

余　去冬服補後得有腎病玉關不固每于大便後精滑常出遂腰痠足軟脉數滋陰以制其陽

乾生地　細川斗　春砂仁　女貞子

五味子　龜甲心　山萸肉　白蓮鬚

粉甘草　花龍骨　真川柏

時　病傷氣陰已甚雖調治得愈而正氣元究未恢復寢汗便不結腎關少固時有遺泄或絡中痛脉弦軟調其肝脾腎

台白朮　党參炭　白苡仁　炒扁豆　炙甘草

大白芍　炒茯苓　麦穀芽　生雞金　菟絲子

湘蓮肉　煅牡蠣　大芡實　鹽水陳皮

潘　戊丁之年發生嘔血經過三載春時又見不多但内熱口燥聞声驚惕有痰濃不易吐更兼不常遺泄脉弦水虧火旺務須調養

細川斛　杭菊花　辰茯神　潼白芍䓍　湖丹皮

懿硃丸　宋半夏　大炎貫　鹿啣草

青龍齒　黛蛤散　白蓮心　茅根肉

莊　無夢遺泄甚至日間遺滑行動則無坐久則作脉兩尺最弦腎陰弱腎火旺氣不固精是爲重症

炙綿芪　西洋參　真川柏　白蓮鬚肉

煅龍骨　生菟絲　肥知母　鹿啣草

粉甘草　辰神苓　製香附

馬　遺泄腎陰下足過于用心陽升頭昏目脹心跳少寐烘熱麻軟脉弦須

補水以熄火然必加開散方驗
青龍齒　粉丹皮　辰茯神　中生地砂仁同炒　生木香
左牡蠣　龍眼肉　夜交藤　香棗仁枸杞同炒
淡天冬　大白芍　山萸肉　料豆衣

二診　肝腎不足水虧火旺陽升火盛生風夜寐振動頭昏脹夜少寐皆遺泄所傷補北瀉南
炒丹皮　懷山藥　馬料豆　中生地砂仁同炒
花龍齒　龜甲心　珍珠母　香棗仁川連汁炒
左牡蠣　辰茯神　山萸肉　遠志肉甘草水炒

淋濁精遺

六五　譚　淋二十日不痛尚輕惟滴瀝不快兼欬肺遺熱于膀胱須望上游清肅則下淋自愈

南沙参　玉桔梗　大杏仁　粉前胡
杜蘇子　川通草　象貝母　赤茯苓
炒車前　扁蓄艸　瞿麦穗

部　血淋滴數痒痛滴瀝不快已五日其勢不衰脉小數心遺熱于小腸
腎陰不足膀胱積熱最為糾纏
生地炭　炒車前　生草梢　牛膝梢
大白通　辰滑石　扁蓄艸　紅蕉梢
淡竹叶　瞿麦穗　西赤珀灯芯同研

姚　濁淀如淋不痛而瘦由勞乏得之屬勞淋一途所以增寒烘熱用東
垣法
采綿芪　采升麻　炒歸身　粉草薢

炒白朮　炒柴胡　車前子　益智仁
白茯苓　生草梢　炒陳皮

徐　濕熱下注成淋痠墜而下渾而色紅日有數十次大便亦不快致少納頭昏脉軟弦苔厚糙臟須忌口

白薏仁　小木通　炒杭菊　炒澤瀉　炒車前
塊滑石　海金沙　茯猪苓　焦梔炭
淡竹葉　川朴花　焦薑皮汁　生草梢

顏　大病後陰傷未復剛愈前日涉入高崗傷腎乃成血淋如膿如血脉軟苔乾糙忍形糾纏緣陰傷未復故也

石蓮肉　海金沙　生洋参　西血珀　灯芯同研
原金斗　扁蓄草　淡天冬　紅蔗梢

濁淋精遺　六六

生草梢　赤茯苓　瞿麦穗　炒車前

昧　淋濁傷腎陰虧以陽升頭眩小溲時肛門下墜正傷不可攻劫

西洋參　生菟絲　車前子　菊花炭

石蓮肉　石决明　甘草梢　白蓮鬚

茯神苓　淡竹叶　代赭石

金　下濁色赤已隔二載又發小溲無恙此一夏之湿熱發動関乎勞傷

于固腎中驅其湿熱兼升清陽

甘草梢　粉萆薢　大芡實　台烏葯

赤茯苓　炙升麻　白蓮鬚　益智仁

乾菖蒲　炒車前　淡竹叶

柳　遺泄水虧火旺上騰清空目赤頭疼牙関不利内熱溲赤脉軟弦惫

遺精淋濁　六七

陰虛火

女貞子　石決明　香橘白　生地炭磁石同打

馬料豆　原金斛　宋半夏　大白芍

池菊花　左牡蠣　潼蒺藜　青龍齒

表

夢遺頻作腎精虧水下生木木火旺木用升腎開竅于耳作痛流水

所因不免非比風熱而痛易治

萸肉炭　花龍骨　鹿啣草　生地炭磁石同打

炒菊花　炒山藥　白蓮鬚　粉丹皮

白茯苓　左牡蠣　炒澤瀉　甘枸杞

雜病

查 右目于去年瞳人忽然散大漸風輪起白不能見物左目亦大已昏花光僅一綫亦難保明乃肝腎陰虛風陽侵數因循所誤耳

乾首烏 左牡蠣 炒滁菊 中生地浮石粉炒

青龍齒 石決明 肥知母 川黄柏鹽水炒

潼蒺藜 馬料豆鹽水炒 白芍青鹽拌 磁硃丸另送

錢 右目交午時作痛過時即止如此三日風火内熱感于陽分使然

石決明 細川斛 生貝齒 料豆衣

白蒺藜 嫩勾勾 粉甘草 冬桑叶

黛灯芯 杭菊花 荷叶邊

馬 本有鼻衄近未發下垢色黑有光胸痛即出絡之血下趨腸道本来

與腸連絡熱邪下移胸亦肺部也清肺和絡行痰

南沙參　淡竹茹　黃玉金　帶子絲瓜絡

香橘絡　鮮藕節　枇杷叶　當歸鬚酒炒

栝蔞仁　白茯苓　鮮荷叶　桃仁泥炒黑

踈　肝胃肺脾均病欬而喘不食經旬日行大便其腫則前心後背驟劇

抑且時時昏厥并不能寐舌絳少苔脉弱模糊必能進食乃可支撐

烏梅安胃丸　茯苓皮　香元皮　生穀芽松香屑同炒

釘代赭石研冲　左牡蠣　炙新會

磨沉香汁冲　大腹皮　炒澤瀉

雜病六八

昷　胸是肺部肺屬天天氣下清受地氣之濁上騰致清曠之地窒痺陣

痛似屬胸痺不能作胸痺治是由痰熱竄入絡中設或一着痕跡反有添

枝動血之虞
括蔞仁 香橘絡 桑叶絡 冬絲瓜子
白通草 杏仁泥 廣玉金 青鹽半夏
絲瓜絡 川貝粉 荷叶筋 老枇杷叶

錢 痰火擾乱神明胃熱極盛遂成狂越經清靜地養夜分略能寐仍少知覺昏昒焦碎熱雖外達再須外助開導怡悅涵講方能霍然
石决明 焦遠志 青龍齒 礞石滚痰丸 鮮竹瀝
珍珠母 陳胆星 鮮金斛 九節菖蒲
紫貝齒 天竺黄 磁硃丸 抱木辰神
減方 加鮮沙參

顧 心跳不寐看書曾後忽然陽升發狂無知無識手揚足踯語無倫次

脉弦數舌乾粗糙此非葯石所能爲平于一〻時也

白金丸　石決明　淡竹茹　竹瀝達痰丸

原金斛　辰灯芯　辰赤苓　竹瀝半夏

珍珠母　磁硃丸　生龍齒

陳　一星期形寒形熱作欬小溲點滴不通致工泛作噁甚則作嘔脉弦數舌絳苔乾糙唇紅必須滋其化源則邪化溺多

南沙參　代赭石　塊滑石　鹽水橘紅　香白前

杜蘇子　旋覆花　生蛤殼　車前子

細川斛　石決明　淡竹茹　冬瓜子皮

雜病九

俞　驚傷肝氣乱神不守舍陰陽失和不能寐心君躍動營衛不和則寒熱往來陽升故耳鳴足冷曾進養血鎮攝毫無消息擬用血肉有情之品

育陰

陳阿膠　川雅連　辰灯心　炒棗仁　金器一件

雞子黄　辰茯神　青龍齒　大白芍甘草同打

夜交藤　珍珠母　柏子仁　左牡蠣

徐　無端牙縫出血盈碗盈盆抑且氣逆汗出滿身發出葡萄瘟毒者並乎累百足寒舌裂脉弦尺甚不耐按此係龍雷之火上冲並非實熱所以寒涼之品毫無應响是擬安戢陰火一法未識可能中肯否

生地炭　淮山葯　川黄柏　藕節炭　左牡蠣

萸肉炭　肥知母　焦梔炭　福澤瀉

丹皮炭　赤白苓　側柏炭　青龍齒

婦人

褚　癸水兩月不至少陰脉有動象似孕非病近日食脹苔少中剥脾胃運弱肝血養胎其用每中宜養肝血以快脾氣

酒炒當歸　老桂木　麦穀芽　廣藿梗

酒炒白芍　淡吳萸　白茯苓　綠萼梅

連殼砂仁　炙甘草　香橘紅　廣木香

花　居經兩月通行極多並無塊下下痛脉弦數血熱火旺而來並無痰血可以止住

血餘炭　左牡蠣　生地炭　粉當歸山梔炭同炒

石决明　焦柏炭　春砂仁　側柏炭

大白芍　陳棕炭　玫瑰花

婦人 七十

時 二九之年地道驟崩有塊大下從二月綿延至今方淨幸賴食強然
形色萎黃脉虛弦營血大傷必得陰陽平等營衛調和乃無別症發生

台參鬚　青龍齒　炒陳皮　大白芍酒炒　白歸身酒炒
炒川芎　左牡蠣　烏賊骨　細生地砂仁同炒

二診 經崩有塊綿延數月今下淡水兼白血傷及氣脉尚弦數服補格
拒必形糾纏

歸身炭　烏賊骨　炒陳皮　生地炭砂仁同炒
炒白芍　血餘炭　左牡蠣　炒川芎
生龍齒　生谷芽　固下丸

黃 寒熱五日未止且加瀉又經崩脉軟弦數苔鋪白不能禁口難免後
患

元武版 焦柏炭 大腹絨 樗根皮炭
酒苓炭 大白芍 荊芥炭 南查炭
血餘灰 炒白薇 赤白苓 震靈丹

龐 經沖屢見欲成漏腰疫胃呆脉細軟弦血虛之体早止為善
台參鬚 血餘灰 山梔炭 生地炭 砂仁同炒
睞身炭 生橘白 藕節炭 香穀芽 松香屑同炒
大白芍 佛手花 川杜仲 川斷肉

虞 瘧早截邪留葯弊吐血齒血鼻血更遇癸行其陰血可想實乎虛乎
血虛熱必生血虛火必旺左脉弦大右脉細數即此徵也舌白苔滑陰虛
可知
鮮生地 搗汁拌炒姜渣 鮮姜 搗汁拌生地渣 炒萸肉炭 塩水炒

婦人 七一

西赤芍酒炒 白當歸酒炒 粉丹皮鹽水炒 柏子仁
生艾絨 白茯苓 福澤瀉 石决明

沈 血液虧元氣弱肺脾不足爲腫爲瀉肝腎亦虛爲帶爲漏今欬止中氣弱腹時鳴食則脹過虛補則壅中然不養正則各症易見必須治本以扶氣血

西洋參 大白芍 歸身炭 青陳皮 白蓮鬚
青龍齒 左牡蠣 扁豆衣 炙甘草

狄 經停結瘕經來瘕散腹反大臍平脉細微氣血弱虧防成中滿

台參鬚 連皮苓 青陳皮 福澤瀉土炒
上桂片 大腹皮 香元皮 煅牡蠣
帶皮苓 炙甘草

錢 大恐肝腎受傷癸水至期不至過後淋漓食減間或寒熱脉鬱弦不揚調經疏肝平神鎮心

粉當歸 北柴胡 茯神苓 青龍齒 炒陳皮
大白芍 台白术 磁硃丸 製半夏
炙甘草 粉丹皮 黑山梔 薄荷梗

陳 白淫去年至今未曾止斷致癸水失信腰痠氣穢脉弦軟肝脾濕火經久損及八脉矣

生菟絲 生白术 川杜仲 牛角腮灰
茯神苓 白苡仁 白果肉 鹽水川續
扁豆衣 胡桃肉 白蓮鬚

二診 白淫剛一年脉弦軟雖由肝脾濕火究竟八脉皆傷經事不持不

准期且亦不紅想見不及化血有若是之害

台白术　大白芍　酒炒柴胡

茯神苓　白果肉　雞冠花　粉當歸

炙甘草　車前子　白蓮鬚　薄荷梗

三診　癸事已了白淫亦見差減腰痠漸止肝脾溼火帶脈不約又兼七

情容易反覆

台白术　粉白果　車前子　加味逍遥丸

生苡仁　白雞冠　白蓮鬚　鹽水炒川斷

胡桃肉　茯神苓　鹽水陳皮

張、癸水或先或後後來最多不多數日即來虛熱生胸間痞腰間骨節

痠疼〻脈虛弦　血氣兩虧〻宜滋本

血餘灰　歸身炭　炒白芍　陳阿膠蒲黃同炒
青龍齒　左牡蠣　細川斛　醋炒艾絨
池菊炭　震靈丹　月月紅　馬料豆鹽水炒

屈　癸水衍月不至腹生痛能食而脹左脈弦肝木失調達之象酸斂強
抑之弊愈斂則愈橫務須仔細
酒炒金鈴　代赭石　酒炒當歸　桃杏仁
酒炒延胡　旋覆花　鹽水川芎　益母草
酒炒紅花　廣玉金　左金丸加吳萸

張　手足酸無力作痠癸水或先期多或後期少顯然血虛血虛遠因在
十餘年之腹泄脾傷則四肢不為人用作麻又屬血虛生風之象一時不
易即愈

婦人二十三

台參鬚　白茯苓　台白术　炙甘草
歸身炭　炙桂枝　白蓮肉　料豆衣
嫩桑枝　炒白芍　絲瓜絡　姜　棗

徐　癸水三月未來胃氣漸呆形色萎黄而生欬嗽脉毛無搏指象非孕
也病也還好癸水已自行須兼通暢
炙紫菀　炒烏藥　青陳皮　蘇子梗
粉前胡　川朴花　原紅花　單桃仁
象貝母　製半夏　西砂仁　全當歸

周　經事先期來而痛少而紫其左少腹起塊時常痛納不思頭痛足腫
手麻脉濡弦苔膩糙濕熱爲患血氣失和故也
川朴花　炒枳殼　半夏曲　帶皮苓

越鞠丸　沉香曲　原紅花　廣木香
老蘇梗　五加皮　青陳皮　炒烏葯

丁　癸水見而即止胸口痞悶氣機不舒頭昏作泛本有肝陽今則氣爲溼痺治宜宣氣化邪以和血氣

瓜蔞皮　淡竹茹　橘青皮　大白芍桂木同炒
老蘇梗　製半夏　佛手花　香穀芽玫瑰花同炒
煅石決　炒丹參　廣玉金

陳　白帶轉赤由氣分漸傷血分更加濕熱非時亦以又增寒熱脈濡弦苔厚膩板降則以平其升消則以解其補佐化溼熱

川朴花　赤白苓　白果肉　赤雞冠花　炒枳殼　炒車前
萊菔子　老蘇梗　炒蓮鬚　白蔻殼　震靈丹

婦人 七四

產後

秦　夏時生產旬外即成瘧强截因循至今雖日見形寒身熱其正氣已大傷又有小兒食乳出泄太甚一時恢復不易前診進金匱桂枝龍牡法極效然不無反覆因勞苦疾没休也

川桂枝　粉當歸　綿黄芪　台白术　生姜
青龍齒　大白芍　白茯苓　大鱉甲醋炙　紅棗
左牡蠣　炙甘草　青陳皮　製半夏

孫　大產極速胞衣碎破留落在内陸續而下無怪大痛陣作虚陽飛騰汗出幾頻暈厥今痛雖作而勢已緩瘀露與塊半夜後已未見下行而黄色少下亦瘀也大腹膨脹半屬氣傍阻滯耳右手之大脉退静大半能食尚不大謬惟飢飽寒暄此須謹慎

大川芎　藏紅花　南查炭　酒煅牡蠣
失笑散　青龍齒　廣木香　炒穀芽
粉當歸　砂仁殼　炒淮麥　益母草煎湯代水

孔　冬令生產無兒食乳地道未通血虛何來夫血生于穀食穀食少血
難多生　脉細而軟陽氣而弱養正即是去病法程

歸身炭　川桂枝　炙甘草　生穀芽玫瑰花同炒
東白芍　炒白朮　白茯苓　鹽水陳皮
炙冬花　西砂仁　北沙參

陳　脉細軟弦病後眠食均不大謬惟食不知味寐不沉酣舌少潤苔花
糙　因半產剛及一月其虛不復全在瘀露猶未淨也

台參鬚　花龍骨　白茯神　二泉膠蒲黃炭同炒　艾絨炭

後產　七五

炒棗仁　遠志炭　藕節炭　歸身炭山梔炭同炒

血餘灰　大白芍　龍眼肉　炒淮麦

二診　即半產已經屬虛下後瘀露一月不淨是謂重虛虛不補不能望其淨但只補其血亦難望止須兼補氣經所謂陽生陰長其灵机在此

台參鬚　辰茯神　炙甘草　歸身炭　龍眼肉

炙綿芪　二泉膠　煅牡蠣　雞冠花

花龍骨　遠志炭　大白芍　炒棗仁

陶　前月底分娩而病旬日漸愈早經起動復病熱不能達有汗不解氣弱窒孱所以微欬氣逆痰少不爽吐胸脘腹皆痛兩脇亦疼麻上則噁泛下則自利苔花糙有時剝光見紅脉弦數軟不耐按口乾飲湯停積中脘作泛內有瘀血隔塞之故幸天尚涼但津虧氣弱正虛邪戀恐難穩當

川桂枝　大白芍　青龍齒　旋復花　震靈丹
代赭石　青皮炭　真猩絳　磨木香　煅牡蠣
延胡炭　煅瓦楞　霍石斛　磨玉金

部　產後作欬手面皆腫大便曾溏舌白苔濕糙脉虛弦血氣兩虧外邪
內襲最防中滿即凶
代赭石　蘇子梗　象貝母　冬瓜子皮
旋復花　大腹皮　帶皮苓　采冬花
熟荆芥　杏仁衣　炒陳皮

黃　產後空虛必虛陽旺獨陰泛時兼又哀痛哭傷其氣耗其液致氣道
傷喉閉氣阻或塞心煩不寐脉模糊細澀苔厚膩擬四七湯宣利氣機
製川朴　老蘇梗　鮮生姜　炒黃半夏

產後　七六

白茯苓　姜竹茹　青陳皮　廣玉金
沉香片　陳佛手　京川貝
張　大產將閱一月大便雖行從未暢瘀露至今不淨不知飢食亦不飽
脹自覺發熱然並無肌熱此血虛陽旺為本濕熱痰阻遏清氣為標脉得
沉滑苔見湿糙當先治其標後治其本
川朴花　製半夏　薄橘紅　淡竹茹　玫瑰花同炒
老蘇梗　炒枳壳　白茯苓　香穀芽　檀香同炒
茺蔚子　炒丹参　廣玉金
趙　前診妊娠見紅切脉已知不牢隔日果下但去血過多營陰受傷形
寒形熱如瘧新血雖止昨日又来色淡而少心頭覺冷耳如蟬鳴陽升脉
弦數而軟苔乾極舌白正虛邪戀之際所怕熱盛變暈

青龍齒　左牡蠣　粉當歸　生地炭炮姜同炒
原金斛　荊芥炭　杭菊炭　大白芍甘草同打
南查炭　震靈丹　桃仁泥炒黑

二診　因身熱而小產由小產而血虛為血虛而發熱熱盛則汗大出瀉大作陰陽有立刻耗涸脫節之象危矣險哉頻經大劑溫以扶陽靜以養血中間陰陽之樞紐佐以固攝今陰平陽秘矣苔灰化淨舌質略有生氣照此不變可許無虞

台人參　陳阿膠　青龍齒　粉歸身炮姜同炒
淡白附　乾楓斛　左牡蠣　大白芍肉桂同炒
菟絲子　炒棗仁　麥穀芽　白茯苓

三診　溫補日服各大症均見妥靜至于眠食尚佳昨因有事觸感于心

產後七七

即一夜不寐抑且汗又出今胸口覺痞脉又弦不靜苔板糙虛陽升越纏綿必矣

台人參　粉歸身　夜合花　青龍齒
淡白附　野於术　乾楓斛　左牡蠣
炙綿芪　炙甘草　生穀芽　醋香附

四診　氣血大虛之餘發熱出汗作瀉皆定但陰陽兩虧宿恙乘虛窃發今盤踞中脘脹痛不能多食氣為之壅水為之閉苔糙邊濾口作渴脉左軟弦右虛數虛熱内生溫通平木以止痛寬脹

大白芍　青龍齒　霍石斛　淡吳萸鹽水炒　粉歸身
上桂片　左牡蠣　生穀芽　瓦楞殼醋煅
台參鬚　茯神苓　製金柑　醋香附

後産七八

五診　半産血大脱陰陽由此大傷大進温補當時未致決裂忽然觸氣肝脹且發動其宿癖梗中遂不能猛補放鬆兩日肝癖蘇漸而安平而正元失助脉又軟弦　又須扶其血氣矣但今日正交大節恐生變端須防

台人參　穭扁豆　青龍齒　大白芍吴萸同炒

淡白附　麥穀芽　左牡蠣　瓦楞子醋煅

霍石斛　粉歸身　茯神苓　陳阿膠

六診　温補日進有兩旬之久險症均安但氣血尚未復足脾陽尚下健旺肝陰亦未復有時尚升頭昏耳中時鳴亦風陽不静也寐短少酣是心陰不足所致慎口腹屏七情乃無反覆　旺字下遺雖食便仍溏五字

台人參　炙綿芪　大白芍　青龍齒　炒棗仁　粉歸身　柏子仁

野於朮　陳阿膠　淡白附　左牡蠣　大腹皮　穭扁豆　茯神苓

幼科

沈　風熱痰火上欬下泄兼身熱脉細數苔糙乳積不化之象已經多日
防恐延成慢驚

川桂枝　枳朮丸　赤白苓　南查炭
大白芍　杏仁衣　宋半夏　香白前
扁豆衣　象貝母　大腹絨　炒陳皮

許　欬不甚熱不揚已一星期質弱本元已傷精神迷倦夾雜痰火脉細
弦苔花白最防痰閉

陳胆星　苦杏仁　象貝母　淡竹茹
炒陳皮　杜前胡　玉桔梗　廣玉金
宋半夏　炒枳實　赤茯苓

幼科 七九

余 瀉久必半夜黎明乃作内撓形象可知非獨脾傷抑且肝腎内戕大腹膨滿症係本弱務須謹慎口腹

大白芍 炒蓮肉 帶皮茯苓 南查炭 伏龍肝煎湯代水
上桂片 大腹皮 土炒扁豆 麦穀芽
炙甘草 煨肉果 土炒白朮 煨姜棗

沙 種痘未脫痂具毒發于耳下浸淫蔓延一片作痒并欬嗽化毒化痰兼去風濕熱

炒銀花 菉豆殼 象貝母 宋半夏 另五福化毒丹一粒磨冲
碧玉散 大杏仁 白蘚皮 炒陳皮
冬桑叶 赤茯苓 杭菊花 香白前

石 三歲幼孩去年斷乳今春種痘肌肉消瘦畧欬食不多正在夏令延

戚 乳勞是虞

白扁豆 粉甘草 川貝母 冬瓜仁
炙冬花 細川斛 生穀芽 淡竹茹
白茯苓 杏仁霜 炒玉竹

黃 大便或泄或結，二目羞明，逾月不開，脉細，乃乳孩病延已久，正元大傷，防恐虛脫。

懷山藥 台白朮 扁豆衣 石决明
白茯苓 炙甘草 細川斛 乾荷蒂
枇杷叶 杭菊花 紅棗

徐 經痧未發透，誤進寒涼，邪遏下陷，交夜燒熱，下利色黑，次數極密，作欬不爽，舌白苔濕糙，脉細弦，痰火為病，質小氣陰已傷，防有昏變。

陳胆星　旋復花　淡竹茹　廣玉金　杜蘇子
粉前胡　炒陳皮　白茯苓　宋半夏　玉桔梗
代赭石　海蛤散　象川貝　囫圇杏仁

二診　痧未透足涼葯早服内陷為利有洩夫痧利未先經邪陷府及藏
即嗆欬下已亦受涼葯之弊甚則延成痧勞用葯有如是之險
玉桔梗　山查炭　炒陳皮　赤茯苓
粉前胡　大腹絨　白苡仁　杜蘇子
杏仁衣　炙冬花　象貝母　地枯蘿

顧　鼻涕作欬作嘔寒熱大便溏脉細數舌紅苔少痰熱夹風火所怕迷
厥
冬桑叶　杏仁衣　象貝母　赤白苓

幼科八十

杭菊花　淡竹茹　薄荷頭　廣玉金

嫩勾ミ　荊芥頭　生蛤壳

姚　熱傷肺氣食傷脾陽一夏内或瀉或痢或腹大無恠内熱中生在治

者見熱治熱具熱反甚慎口腹服葯自愈

資生丸　炒扁豆　大腹皮　左牡蠣

北沙参　大白芍　帶皮苓　生雞金

細川斛　炙甘艸　麦穀芽

二診　肺脾胃陰交傷逆成胃强脾弱中土之陰陽失和肝木乘虚横肆

大便或溏或痢腹膨脹内熱中生和調陰陽

資生丸　炒白术　炒澤瀉　生雞金　細川斛

北沙参　白扁豆　大腹皮　麦穀芽

帶皮苓　煅牡蠣　大白芍　粉甘草

減方　加炒香玉竹

助科八一

外瘍

徐　背部痰毒按之綿軟色白此屬陰症已成難消若無告碎裂陰又大
傷穀食近減潰防虛脫

生芪皮　生扁豆　生枳殼　帶子絲瓜絡
白歸身　炒象貝　香橘白　香穀芽
台白朮　白茯苓　鹿角霜

吳　右頸虛痰核串生右腋下成痰初春自潰至今瘡口深小流水極多
且翻突已成管漏脉細本元大虛溫養治之

西黨參　白扁豆　生熟草　上桂心飯丸另送
台白朮　炒茯苓　炒陳皮　白芥子鹽水炒
製半夏　象牙屑　生姜　黑棗

二診　虛痰均在右部頸間兩枚未成脓際一枚開潰貫以藥線管漏成
矣非温養不能收口

生白术　生熟草　象牙屑　大熟地麻黄同打
炒陳皮　白芥子　生姜　上桂心飯丸吞送
白歸身　製半夏　黑棗　鹿角霜酒烊冲

方　肛瘍漏危瘡口漸淺旁堅漸軟陰虛湿熱下易收口務須節勞為是

大補陰丸　女貞子　生苡仁　白茯苓
真象牙屑　大白芍　白扁豆　福澤瀉
生熟甘草　生白术　合歡皮　鹽水陳皮

外瘍八二

馬　右頸結塊春時延今大如桃堅如鉄石疽之象也近日胃呆頭眩目
花脉弦陰弱陽旺苔湿糙佈又具湿熱體最難治調

煅牡蠣　橘絡核　杭菊炭　帶子絲瓜絡　白芥子同炒

京川貝　石决明　炒丹皮　大白芍　甘草同打

料豆衣　黛蛤散　芋艿丸　烏元參　鹽水炒

年　苔糙脉細濕熱下竄經絡左腿胯下微腫筋脹作痠疼不能履行夜有

寒熱經旬再延氣凝血滯亦能成瘍穿潰

絲瓜絡　懷牛膝　西赤芍　川桂枝

粉萆薢　漢防己　絡石笔　粉跦鬚

生苡仁　嫩桑枝　製乳香

二診　腿部發腫作痠由胯下行即流而注者定謂之流注毋夜有寒熱容

易成仍須溫養血氣

原方去絡石笔防己　加五茄皮木瓜

陳　懸癰俗名偷糞老鼠下部之瘍最惡因循多日已成寒熱作矣難散惟恐潰後不收成漏之患

大川芎　炒陳皮　赤茯苓　炒澤瀉
白踈身　粉甘草　生苡仁　梅花點舌丹
西赤芍　炒銀花　炒象貝

鄧　血熱火毒上升左上門牙旁牙腳結腫已大如龍眼核經年不痛不痒非癰毒屬血瘤一途不易消散

中生地　西赤芍　南花粉　鹽水元參
粉甘草　炒丹皮　絲瓜絡　菉豆殼
炒銀花　海蛤散　杭菊花　象貝母

瘍外證

錢　〻　口便毒久潰不收去年至今本元大傷音啞脈細弦如其不收口

則綿延不過三載切須留意

生地炭　鹽元參　生蛤殼　懷山藥

製女貞　白茯苓　粉甘草

大劈南沙參　黑棗

紀　右肩共微腫色不變但作痠痛舌乾苔佈粗白脉遲夜有寒熱防成

瘀血流注

炙甲片　酒炒木瓜　酒炒紅花　酒炒絲瓜絡

桃仁泥　酒炒扶筋　大川芎炒　製乳沒

粉甘草　酒炒桑枝　玉桔梗　炒陳皮

呂　兩脉軟繞足見陽氣陰液皆虧七年内受右腎俞穴分流病常發真

元因此大傷苔見濕黄糙上中焦虚濕熱痰大素盛遂成上實下虚之雜

調治

鮮首烏酒洗 大白芍土炒 馬料豆鹽水 吴茱萸金鈴子同炒

活磁石 製香附 廿四製金柑 春砂仁鹽水炒

菟絲餅 霞天曲 淡蓯蓉鹽水炒 柏子仁

二診 七年内傷症氣疝虧隱癖左右脇肋大小累累多處大便堅燥不堪多食益陰仍不暢已傷其氣反有脇疼冲逆之狀胃俞部分流暢常發苔髮黄脉軟緩扶陽有生陰之功乃屬正治

上猺桂去皮研末飯丸為送 馬料豆鹽水炒 雲茯神 台參鬚 生熟穀芽

淡蓯蓉鹽水炒 山萸肉鹽水炒 大白芍 懷膝炭 柏子仁

淡吴萸鹽水炒 炒棗仁研去皮 大坎炁 睞身炭

外瘍 八四

楊 夫人喉中痛已數日矣蒂丁與内候皆紅腫兩關亦紅且微碎苔未寒

火上越使然也

白　冬桑叶　塩水元参

馬勃　黛蛤散　青塩陳皮

山頭根　薄荷叶　白芦根

丿

右環跳發麻作疼外無腫形多年病根係足三陰血氣不足當以溫

養為本

川麻黄　鹿角霜　製半夏　懷牛膝塩水炒

大熟地　炮姜炭　炒陳皮　桑寄生

上桂心　白芥子　製草烏　姜　棗

錢

右胯便毒發生三日下濁則多時良由敗精入絡不易消散容易成

潰

炙甲片　單桃仁　酒炒歸尾　白芥子鹽水炒

皂角針　象貝母　酒炒紅花　絲瓜絡鹽水炒

製乳香　大川芎　酒炒赤芍　九龍丸

沈　左手無名指第二節外側陡生疔毒紅絲上竄及腨已經刺破割斷勢已緩色漸減淡惟由瘡毒而來內部須事廓清

粉甘草　黃菊花　小紅山梔

炒陳皮　金綫重樓

連翹心　元明粉

痛痒內腮則脹吹風而起已有寒熱脈弦數左部尤

以上升清空故速耳

大連翹　蚕沙　青防風

生蛤壳　净蟬衣
冬桑叶　真青黛
〃欬或有膿或不出致時脹時痛時来寒熱脉弦數
生苡仁　炒陳皮
炒象貝　生姜
白歸身
於白术
粉甘草　元棗
炒麦炭

内痈